全国医药中等职业技术学校教材

U0288797

药用化学

基础（一）

第二版

中国职业技术教育学会医药专业委员会　组织编写

常光萍　主编　　侯秀峰　主审

化学工业出版社
生物·医药出版分社
·北京·

本书是全国医药中等职业技术教育系列教材之一,由中国职业技术教育学会医药专业委员会组织编写。全书按新的课程体系编排教学内容,根据初中毕业生的认知水平和理解能力,增加实践技能性内容;重视化学与医药及日常生活的联系,讲求教学内容的实用性;以培养学生的化学素养为主线,同时兼顾其思考能力、语言表达能力及与他人合作和沟通能力的培养。内容包括:认识物质(物质的状态与分类、物质结构的基本知识),认识化学反应,重要元素及其化合物,溶液及其重要性质,溶液配制,有机化合物以及实验部分。为了便于读者学习,每一节前有学习目标,每一节后有思考与复习题,每一章后有归纳与整理。

本书可供医药中等职业技术学校相关学生教学使用,也适用于医药行业相应岗位的技术培训。

图书在版编目(CIP)数据

药用化学基础(一)/中国职业技术教育学会医药专业委员会组织编写;常光萍主编.—2版.—北京:化学工业出版社,2009.2(2024.9重印)

全国医药中等职业技术学校教材

ISBN 978-7-122-04538-6

Ⅰ.药… Ⅱ.①中…②常… Ⅲ.药物化学-专业学校-教材 Ⅳ.R914

中国版本图书馆CIP数据核字(2009)第004726号

责任编辑:陈燕杰 余晓捷 孙小芳　　　　　　文字编辑:向　东
责任校对:顾淑云　　　　　　　　　　　　　　装帧设计:关　飞

出版发行:化学工业出版社　生物·医药出版分社(北京市东城区青年湖南街13号　邮政编码100011)
印　　装:大厂聚鑫印刷有限责任公司
787mm×1092mm　1/16　印张10¾　彩插1　字数263千字　2024年9月北京第2版第18次印刷

购书咨询:010-64518888　　　　　　　　售后服务:010-64518899
网　　址:http://www.cip.com.cn
凡购买本书,如有缺损质量问题,本社销售中心负责调换。

定　　价:32.00元
版权所有　违者必究

本书编写人员

主　　编　常光萍　上海市医药学校

主　　审　侯秀峰　复旦大学

副 主 编　陈　蓉　北京市医药器械学校

　　　　　吴庆华　南京市莫愁中等专业学校

编写人员　刘　波　上海市医药学校

　　　　　孙　琍　南京市莫愁中等专业学校

　　　　　张秀娟　广东省食品药品职业技术学校

　　　　　胡红侠　上海市医药学校

　　　　　薛　清　南京市莫愁中等专业学校

　　　　　陈　蓉　北京市医药器械学校

　　　　　吴庆华　南京市莫愁中等专业学校

　　　　　常光萍　上海市医药学校

中国职业技术教育学会医药专业委员会
第一届常务理事会名单

主　　任　苏怀德　国家食品药品监督管理局

副 主 任　（按姓名笔画排列）

　　　　　王书林　成都中医药大学峨嵋学院
　　　　　王吉东　江苏省徐州医药高等职业学校
　　　　　严　振　广东食品药品职业学院
　　　　　李元富　山东中药技术学院
　　　　　陆国民　上海市医药学校
　　　　　周晓明　山西生物应用职业技术学院
　　　　　缪立德　湖北省医药学校

常务理事　（按姓名笔画排列）

　　　　　马孔琛　沈阳药科大学高等职业教育学院
　　　　　王书林　成都中医药大学峨嵋学院
　　　　　王吉东　江苏省徐州医药高等职业学校
　　　　　左淑芬　河南省医药学校
　　　　　刘效昌　广州市医药中等专业学校
　　　　　闫丽霞　天津生物工程职业技术学院
　　　　　阳　欢　江西省医药学校
　　　　　严　振　广东食品药品职业学院
　　　　　李元富　山东中药技术学院
　　　　　陆国民　上海市医药学校
　　　　　周晓明　山西生物应用职业技术学院
　　　　　高玉培　北京市医药器械学校
　　　　　黄庶亮　福建生物工程职业学院
　　　　　缪立德　湖北省医药学校
　　　　　谭晓彧　湖南省医药学校

秘 书 长　潘　雪　北京市医药器械学校
　　　　　陆国民　上海市医药学校（兼）
　　　　　刘　佳　成都中医药大学峨嵋学院

第二版前言

本套教材自 2004 年以来陆续出版了 37 种，经各校广泛使用已累积了较为丰富的经验。并且在此期间，本会持续推动各校大力开展国际交流和教学改革，使得我们对于职业教育的认识大大加深，对教学模式和教材改革又有了新认识，研究也有了新成果，因而推动本系列教材的修订。概括来说，这几年来我们取得的新共识主要有以下几点。

1. 明确了我们的目标。创建中国特色医药职教体系。党中央提出以科学发展观建设中国特色社会主义。我们身在医药职教战线的同仁，就有责任为了更好更快地发展我国的职业教育，为创建中国特色医药职教体系而奋斗。

2. 积极持续地开展国际交流。当今世界国际经济社会融为一体，彼此交流相互影响，教育也不例外。为了更快更好地发展我国的职业教育，创建中国特色医药职教体系，我们有必要学习国外已有的经验，规避国外已出现的种种教训、失误，从而使我们少走弯路，更科学地发展壮大我们自己。

3. 对准相应的职业资格要求。我们从事的职业技术教育既是为了满足医药经济发展之需，也是为了使学生具备相应职业准入要求，具有全面发展的综合素质，既能顺利就业，也能一展才华。作为个体，每个学校具有的教育资质有限。为此，应首先对准相应的国家职业资格要求，对学生实施准确明晰而实用的教育，在有余力有可能的情况下才能谈及品牌、特色等更高的要求。

4. 教学模式要切实地转变为实践导向而非学科导向。职场的实际过程是学生毕业就业所必须进入的过程，因此以职场实际过程的要求和过程来组织教学活动就能紧扣实际需要，便于学生掌握。

5. 贯彻和渗透全面素质教育思想与措施。多年来，各校都十分重视学生德育教育，重视学生全面素质的发展和提高，除了开设专门的德育课程、职业生涯课程和大量的课外教育活动之外，大家一致认为还必须采取切实措施，在一切业务教学过程中，点点滴滴地渗透德育内容，促使学生通过实际过程中的言谈举止，多次重复，逐渐养成良好规范的行为和思想道德品质。学生在校期间最长的时间及最大量的活动是参加各种业务学习、基础知识学习、技能学习、岗位实训等都包括在内。因此对这部分最大量的时间，不能只教业务技术。在学校工作的每个人都要视育人为己任。教师在每个教学环节中都要研究如何既传授知识技能又影响学生品德，使学生全面发展成为健全的有用之才。

6. 要深入研究当代学生情况和特点，努力开发适合学生特点的教学方式方法，激发学生学习积极性，以提高学习效率。操作领路、案例入门、师生互动、现场教学等都是有效的方式。教材编写上，也要尽快改变多年来黑字印刷，学科篇章，理论说教的老面孔，力求开发生动活泼，简明易懂，图文并茂，激发志向的好教材。根据上述共识，本次修订教材，按以下原则进行。

① 按实践导向型模式，以职场实际过程划分模块安排教材内容。

② 教学内容必须满足国家相应职业资格要求。

③ 所有教学活动中都应该融进全面素质教育内容。

④ 教材内容和写法必须适应青少年学生的特点，力求简明生动，图文并茂。

从已完成的新书稿来看，各位编写人员基本上都能按上述原则处理教材，书稿显示出鲜明的特色，使得修订教材已从原版的技术型提高到技能型教材的水平。当前仍然有诸多问题需要进一步探讨改革。但愿本批修订教材的出版使用，不但能有助于各校提高教学质量，而且能引发各校更深入的改革热潮。

四年多来，各方面发展迅速，变化很大，第二版丛书根据实际需要增加了新的教材品种，同时更新了许多内容，而且编写人员也有若干变动。有的书稿为了更贴切反映教材内容甚至对名称也做了修改。但编写人员和编写思想都是前后相继、向前发展的。因此本会认为这些变动是反映与时俱进思想的，是应该大力支持的。此外，本会也因加入了中国职业技术教育学会而改用现名。原教材建设委员会也因此改为常务理事会。值本批教材修订出版之际，特此说明。

中国职业技术教育学会医药专业委员会主任
苏怀德
2008 年 10 月 2 日

编写说明

近年来，我国医药中等职业学校围绕创建中国特色医药职教体系的发展目标，积极开展中外合作办学，建立新的课程标准，改革教学模式及教学方法。本教材针对医药职业教育在新形势下的发展要求，在编写过程中，深入分析中等医药学校各专业学生职业能力对化学的要求，借鉴国外职业教育的理念及教材编写特色，针对学生的年龄特点，贯彻"全面渗透素质教育"的指导思想。

药用化学基础分为一、二两册，即《药用化学基础（一）》和《药用化学基础（二）》。本教材主要介绍药用化学最基本的知识技能，适合中等医药职业学校各专业学生学习使用。制药类学生在完成《药用化学基础（一）》的基础上，可继续学习《药用化学基础（二）》。

本教材编写力求体现"活、实、能"的特点。所谓"活"，是指通过图片及编排不同的栏目板块（如"观察与思考"、"思考与讨论"、"资料库"及"视野拓展"等），在形式及语言表达上生动活泼；"实"是指在内容上，注重理论联系实际，尽可能多地将生活及医药中的现象、事例等恰当地放到教学中来；"能"是指教材的编写重视学生能力的培养，包括培养学生化学操作能力、思考与探究能力以及与人交流和沟通能力，从而全面提高学生的素质。为了便于学习，本教材每节以学习目标开头，以习题结尾，每章都有总结性的"归纳与整理"。

本书由常光萍担任主编，陈蓉和吴庆华担任副主编，侯秀峰担任主审。参加教材编写的还有胡红侠、刘波、孙琍、薛清、张秀娟。

编写本教材时，总结了《药用基础化学（一）》第一版的使用情况及经验，顾平等原编写组成员给予了我们极大的支持，在此表示感谢。由于编者水平有限，加上时间仓促，不足之处在所难免，敬请读者批评指正。

编者
2009 年 1 月

前　言

半个世纪以来，我国中等医药职业技术教育一直按中等专业教育（简称为中专）和中等技术教育（简称为中技）分别进行。自 20 世纪 90 年代起，国家教育部倡导同一层次的同类教育求同存异。因此，全国医药中等职业技术教育教材建设委员会在原各自教材建设委员会的基础上合并组建，并在全国医药职业技术教育研究会的组织领导下，专门负责医药中职教材建设工作。

鉴于几十年来全国医药中等职业技术教育一直未形成自身的规范化教材，原国家医药管理局科技教育司应各医药院校的要求，履行其指导全国药学教育、为全国药学教育服务的职责，于 20 世纪 80 年代中期开始出面组织各校联合编写中职教材。先后组织出版了全国医药中等职业技术教育系列教材 60 余种，基本上满足了各校对医药中职教材的需求。

为进一步推动全国教育管理体制和教学改革，使人才培养更加适应社会主义建设之需，自 20 世纪 90 年代末，中央提倡大力发展职业技术教育，包括中等职业技术教育。据此，自 2000 年起，全国医药职业技术教育研究会组织开展了教学改革交流研讨活动。教材建设更是其中的重要活动内容之一。

几年来，在全国医药职业技术教育研究会的组织协调下，各医药职业技术院校认真学习有关方针政策，齐心协力，已取得丰硕成果。各校一致认为，中等职业技术教育应定位于培养拥护党的基本路线，适应生产、管理、服务第一线需要的德、智、体、美各方面全面发展的技术应用型人才。专业设置必须紧密结合地方经济和社会发展需要，根据市场对各类人才的需求和学校的办学条件，有针对性地调整和设置专业。在课程体系和教学内容方面则要突出职业技术特点，注意实践技能的培养，加强针对性和实用性，基础知识和基本理论以必需够用为度，以讲清概念，强化应用为教学重点。各校先后学习了《中华人民共和国职业分类大典》及医药行业工人技术等级标准等有关职业分类、岗位群及岗位要求的具体规定，并且组织师生深入实际，广泛调研市场的需求和有关职业岗位群对各类从业人员素质、技能、知识等方面的基本要求，针对特定的职业岗位群，设立专业，确定人才培养规格和素质、技能、知识结构，建立技术考核标准、课程标准和课程体系，最后具体编制为专业教学计划以开展教学活动。教材是教学活动中必须使用的基本材料，也是各校办学的必需材料。因此研究会首先组织各学校按国家专业设置要求制订专业教学计划、技术考核标准和课程标准。在完成专业教学计划、技术考核标准和课程标准的制订后，以此作为依据，及时开展了医药中职教材建设的研讨和有组织的编写活动。由于专业教学计划、技术考核标准和课程标准都是从现实职业岗位群的实际需要中归纳出来的，因而研究会组织的教材编写活动就形成了以下特点：

1. 教材内容的范围和深度与相应职业岗位群的要求紧密挂钩，以收录现行适用、成熟规范的现代技术和管理知识为主。因此其实践性、应用性较强，突破了传统教材以理论知识为主的局限，突出了职业技能特点。

2. 教材编写人员尽量以产学结合的方式选聘，使其各展所长、互相学习，从而有效地克服了内容脱离实际工作的弊端。

3. 实行主审制，每种教材均邀请精通该专业业务的专家担任主审，以确保业务内容正确无误。

4. 按模块化组织教材体系，各教材之间相互衔接较好，且具有一定的可裁减性和可拼接性。一个专业的全套教材既可以圆满地完成专业教学任务，又可以根据不同的培养目标和地区特点，或市场需求变化供相近专业选用，甚至适应不同层次教学之需。

本套教材主要是针对医药中职教育而组织编写的，它既适用于医药中专、医药技校、职工中专等不同类型教学之需，同时因为中等职业教育主要培养技术操作型人才，所以本套教材也适合于同类岗位群的在职员工培训之用。

现已编写出版的各种医药中职教材虽然由于种种主客观因素的限制仍留有诸多遗憾，上述特点在各种教材中体现的程度也参差不齐，但与传统学科型教材相比毕竟前进了一步。紧扣社会职业需求，以实用技术为主，产学结合，这是医药教材编写上的重大转变。今后的任务是在使用中加以检验，听取各方面的意见及时修订并继续开发新教材以促进其与时俱进、臻于完善。

愿使用本系列教材的每位教师、学生、读者收获丰硕！愿全国医药事业不断发展！

全国医药职业技术教育研究会
2005 年 6 月

目　录

第一章

认识物质——物质的状态与分类

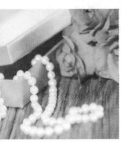 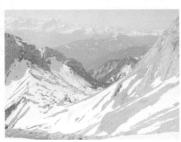 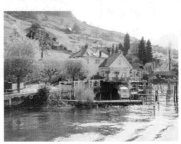 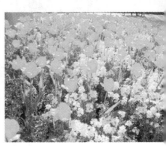

我们周围有形形色色、各种各样的物质：清新的空气，潺潺的流水、夺目的珠宝……本章将要学习物质存在的状态及物质的分类。

第一节　物质的状态

通过本节的学习，你将会

1. 知道物质存在的三种状态；
2. 理解熔点、沸点的概念；
3. 认识相变曲线。

一、物质的气、液、固三态

● 思考与讨论 ●

水是生命之源，我们都离不开它，也都很熟悉它。那么，你知道水在自然界中存在的三种状态吗？它们又都有什么特点呢？

物质的气、液、固三态，如表 1-1 所示。

表 1-1　物质的气、液、固三态

相　态	固　态	液　态	气　态
微观模拟图			
形状	有一定的形状	没有一定的形状	没有一定的形状
体积	有一定的体积	有一定的体积	没有一定的体积
粒子的运动	慢	一般	很快
粒子间的作用	强	一般	基本没有
粒子间的距离	极小	较小	较大

视野拓展 ▶▶▶

饮　水

水是人体不可缺少的部分，水能调节身体温度，为体内细胞输送氧和养分，带走废物，协助肝、肾、胃肠功能以及溶解维生素和矿物质等。水约占人体重量的70%，正常肌体水的出入量是平衡的，水通过人体摄入的各种食物及直接饮水的方式进入体内，其中直接饮水是最重要的方式，而常温下休息时由体表及呼吸蒸发的水分每24小时约为800mL，肾脏每24小时的排尿量约为1～2L。一般来说，一个健康的成年人每昼夜要摄入2500mL的水。因此，人要主动喝水，但不要过量、过度，而是科学饮水，早上起来先喝一杯水，睡前一至半小时喝一杯水，两餐之间间隔喝水，每次饮水量以100～150mL为宜，运动前先喝两杯水，运动当中再补充水分。在饮水过程中应做到恰到好处，科学合理。

二、物质状态的转化

水无常形，变化万千。冬天河里的冰在天气变暖时融化，地上的水时间长了会消失，变成水蒸气；天气变冷时，水又会结成冰。形态各异的水告诉我们，水可以在三种状态之间变化，这种**物质从一种状态转化为另一种状态，称为相变（或叫物态变化）**。

1. 熔化与凝固、熔点

物质从固态变成液态的现象叫做熔化；相反，**物质从液态变成固态的现象叫做凝固**。显然，熔化与凝固是物质固态与液态间转化的两个互逆过程。固体可以分为**晶体**（如冰、食盐、铁、铜等）和**非晶体**（如沥青、玻璃、蜂蜡等）。晶体在熔化时温度保持不变，而非晶体在熔化时温度升高。**晶体的熔化温度叫做熔点**，晶体不同，熔点也不同。比如，在标准大气压下，冰的熔点为0℃，金的熔点为1064℃，而固态氮的熔点为－210℃。

> ● **思考与解释** ●
> 你认为冰融化或水凝结（结冰）时，分别是吸热还是放热？

视野拓展 ▶▶▶

公路积雪时

在纯净液态物质中溶有其它物质，即使数量很少，它的凝固点也会有很大的变化。水中溶有盐时其凝固点就会下降，例如，20%的氯化钠溶液的凝固点为－10℃；海水就是溶有盐的水，所以它冬天结冰的温度比河水低。我国北方的城市在冬天下大雪时，常常往公路的积雪上撒盐，其主要原理是，盐类的溶解需要吸热，这就有助于雪化为水，而盐水的凝固点较低，所以在雪水中溶解了盐之后就难以再形成冰块了。

2. 汽化与液化、沸点

物质从液态变成气态的过程叫做汽化。汽化有两种方式：蒸发和沸腾。当液体达到一定温度时，大量的气泡在液体中翻滚逸出，这种剧烈的汽化现象叫做**沸腾。液体沸腾时的温度叫做沸点**。在任何温度下都能发生的汽化现象叫做蒸发。蒸发是发生在液体表面的缓慢汽化现象，沸腾是在液体内部和表面同时发生的激烈汽化现象。**物质从气态变成液态的现象叫做液化**。当气体的温度降低到沸点时，气体就会液化为液体。不同液体的沸点不同。比如，在标准大气压下，水的沸点为100℃，液态铁的沸点为2750℃，而液态氮的沸点为－196℃。

● 思考与解释 ●
液体只有在沸腾时才会转化为气体吗？

3. 升华与凝华

● 观察与思考 ●
在烧杯中放入少量的碘，在烧杯上放一表面皿，微微加热和停止加热时，观察烧杯中碘的状态有什么变化。
微微加热，固态的碘直接变成紫色的_____。停止加热后，在烧杯壁和表面皿底部又出现了_____。

物质直接从固态变成气态的现象叫做升华；相反，**物质从气态直接变成固态的现象叫做凝华**。比如，干冰（固态二氧化碳）在室温下会迅速升华为二氧化碳气体，从而在舞台上呈现出"烟雾缭绕"的效果。

4. 物态–温度曲线

物态–温度曲线如图1-1所示。

固体受热时，其温度不断升高，当温度达到熔点时，固体开始熔化。在熔化过程中，继续吸收热量但温度保持不变，直至固体全部熔化为液体。

液体继续受热，其温度又不断攀升，当温度达到沸点时，液体开始沸腾转化为气体。液体在汽化时，吸热但温度保持不变，直至液体全部转化为气体。

气体继续受热，温度又继续升高。

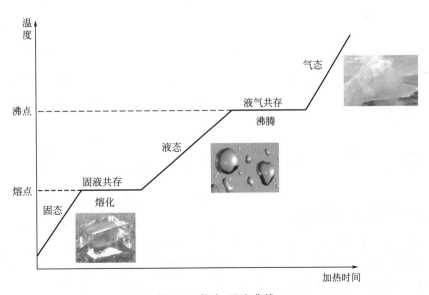

图1-1 物态–温度曲线

当我们发热时

当细菌或病毒侵入人体时，它们就会被激活的白细胞包围。在此过程中，就产生荷尔蒙EP（内生致热原）。该内生致热原促使大脑将体温调节到较高的温度，于是身体开始发热，血管收缩以降低热量的散失，同时脂肪分解以产生更多的热量。

一些研究表明，发热为阻止细菌的生长发挥着巨大作用。还有一些研究认为，当身体发热时，抗生素可能会发挥更大的作用。发热也会诱导干扰素的产生，这种干扰素可以对抗病毒。虽然高热是相当威胁的，但让中等程度的发热持续一段时间还是应该的。

发热的病人可以通过温水浴降温，这是因为从皮肤蒸发水分可以降低体温。有时也可用冰块来降低体温。

思考与复习

1. 夏天从冰箱取出的鸡蛋，常看到鸡蛋先湿后干的现象，试说明其物态变化过程。

2. 在衣柜中放置的樟脑丸过一段时间之后变小或消失了。试用本课所学知识解释这一现象。

3. 你知道霜、露、雾、冰分别是怎样形成的吗？

4. 在标准大气压下，水的熔点是0℃，沸点是100℃。画出水从－50～150℃的物态-温度曲线，标出各个线段所表示的物态及相变（熔化或沸腾）。

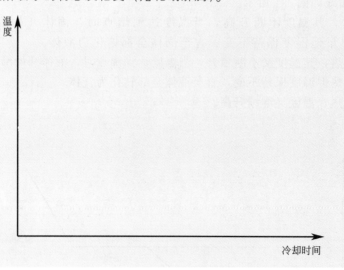

第二节　物质的分类

通过本节的学习，你将会

1. 理解纯净物和混合物、单质和化合物、化学式和化合价的概念；

2. 掌握物质的分类系统，了解各类物质间的从属关系；

3. 了解几种常用的物质分离方法。

一、纯净物与混合物

1. 纯净物与混合物

纯净物是由一种物质组成的，如氮气、氧气等；相反，混合物是由两种或多种物质混合而成的，如空气是由氮气、氧气等物质混合而成的，氨水是由氨气和水混合而成的。从微观角度看，纯净物是由同种粒子构成，混合物是由不同种粒子构成。纯净物具有一定的性质（如有固定的熔点、沸点等），混合物没有固定的性质，它们各自保持原来的性质（如熔点、沸点等）。例如，石油是混合物，没有固定的沸点，加热石油使不同沸点的组分分别汽化、冷凝，分离后能得到汽油、煤油、柴油等产品。

● 思考与解释 ●
纯净水、天然水都是纯净物吗？

2. 单质与化合物

纯净物根据元素的种类不同，分为单质和化合物。单质是由同种元素组成的纯净物，如铁、氧气、氮气等；化合物是由不同种元素组成的纯净物，如水、二氧化碳、高锰酸钾等。

视野拓展 ▶▶▶

人体对碘的摄入

碘是合成甲状腺激素的重要原料，缺碘可引起地方性甲状腺肿大和儿童智力受损。我国大部分地区缺少碘，因此，持续摄入碘显得更加重要。食物中海产品的含碘量最高，尤其是海带、紫菜、淡菜、海蜇等；一般来说，大部分陆地植物的含碘量较低，但菠菜和芹菜的含碘量较高，因此，这些食物都是日常生活中较好的补碘食品。食用加碘盐也是摄入碘的一种重要手段。目前的加碘盐加入的是碘酸钾，使用时应注意：由于碘酸钾在高温下会分解、挥发，故炒菜时应在菜将要出锅时才放盐，碘盐也应该存放在不透明、加盖的密封容器中，并且要远离灶台，于阴凉干燥处、避高温避光存放。也有一些人不能摄入碘，如甲状腺功能亢进患者，则应遵医嘱，不吃富含碘的食物，不吃加碘盐。

3. 化学式与化合价

化学式是用元素符号和数字的组合表示物质组成的式子。平时所见的氧气、铁、氯化钠的化学式分别为 O_2、Fe、$NaCl$，这些化学式分别表示各自对应的物质的组成。

任何纯净物的组成都是固定不变的，所以表示每种纯净物组成的化学式也是唯一的。

● 思考与解释 ●
苏丹红一号是一种增色添加剂，如果使用不当，可能使人体致癌，它的化学式为 $C_{16}H_{12}N_2O$。试说说这个化学式的意义。

化合价是一种元素一定数目的原子和其他元素一定数目的原子相化合的性质，这种性质只有与其他元素化合时才表现出来，因此，单质中元素的化合价为零。对于化合价，还要注意以下几点：

① 化合价有正价和负价。金属元素与非金属元素相化合时，金属元素显正价，非金属元素显负价。氧元素通常显−2价，氢元素通常显+1价。同时也要注意，一些元素在不同的物质中可显不同的化合价。

② 在化合物里正负化合价的代数和等于零。

③ 原子团的整体化合价为其中各元素化合价的代数和，且一定不等于零。如：NaOH中的OH为−1价。

> ● 思考与解释 ●
>
> "笑气"是西医史上最早的麻醉剂之一，它是一种氮氧化物，其中氮元素的化合价为+1价，试写出"笑气"的化学式。

视野拓展

西医麻醉剂的发现

很早以前，西方没有麻醉药物，手术时医生常常将病人体内的血液抽出，使其昏迷，达到麻醉的效果。但这种方法风险极高，经常导致病人因失血而休克、死亡。

1800年，英国化学家戴维发现了一种"笑气"，即氧化亚氮（N_2O），人吸入这种气体以后，会狂笑不止，并且对疼痛的感觉也会减轻。1844年，美国牙科医生威尔斯在一次舞会上，发现一个人的脚上有一个大伤口，可是这个人却哈哈大笑，根本没有痛感。威尔斯推测，这个人吸入了"笑气"。经过几次试验以后，威尔斯在医院里公开表演使用"笑气"麻醉下的无痛拔牙手术，但是失败了。他的助手莫顿发现，威尔斯给病人吸入的"笑气"过少，且"笑气"麻醉效果不佳。于是莫顿继续寻找更有效的麻醉剂。在化学家杰克逊的启发下，他采用乙醚进行麻醉实验，大获成功。于是，乙醚成为临床医学上广泛使用的麻醉剂，并沿用至今。

二、混合物的分离

混合物的分离是指用物理、化学方法将混合物中各组分分开，并恢复到各物质原状态，分别得到比较纯净的物质。在分离混合物时，一般先考虑使用物理方法，再用化学方法。

1. 溶液中组分的分离

当液体混合物中各组分的沸点不同时，常采用蒸馏法分离。蒸馏法可分为简单蒸馏（常压蒸馏）、减压蒸馏、分馏和水蒸气蒸馏等。

简单蒸馏是将液体物质加热，它的蒸气压就随着温度升高而增大，当液体的蒸气压增大到与外界压力（通常为大气压）相等时，液体就会沸腾变成蒸气，然后再使蒸气冷凝成液体的操作过程。简单蒸馏适用于沸点相差较大（30℃以上）、且相互溶解的液体混合物的分离。常压蒸馏分离的物质沸点在40～150℃之间，对于沸点较高或性质不稳定的液态有机物分离一般采用减压蒸馏。

溶液中组分的分离除蒸馏法外，在实际中还会有其他方法，可以根据情况，采用化学方法或化学和物理相结合的方法灵活运用。

● 思考与解释 ●

凡沸点低于水者（80℃以下），特别是乙醚、乙醇、氯仿、丙酮等易燃品，蒸馏时能否用明火直接加热？为什么？

2. 悬浊液中组分的分离

悬浊液是固体小颗粒悬浮于液体里形成的混合物，如泥水、石灰浆等。悬浊液是一种分散系，不透明、不均一、不稳定，其分散质粒子直径介于 $10^{-7} \sim 10^{-3} m$ 之间，不能透过滤纸，静置后容易出现沉淀，可通过过滤把沉淀物分离出来。过滤分为常压过滤、热过滤和减压过滤。

3. 互不相溶的液体分离

互不相溶的液体分离，最经典的方法是分液和萃取。分液是把两种互不相溶、密度也不相同的液体分开，如四氯化碳与水混合物的分离。萃取是利用溶质在互不相溶的两种溶剂中溶解度不同，用一种溶剂把溶质从它与另一种溶剂所组成的溶液中提取出来的方法。例如，苯酚在乙酸乙酯中的溶解度比在水中的溶解度大，所以向苯酚水溶液中加入乙酸乙酯后，苯酚就会从水溶液转溶到乙酸乙酯中，即乙酸乙酯把苯酚从水中分离出来。萃取和分液经常一起使用来分离物质。选择萃取剂（如乙酸乙酯）必须满足：①和原溶液中的溶剂（如水）互不相溶；②被萃取的物质（如苯酚）在该溶剂中的溶解度要远大于原溶剂；③易挥发，与被萃取物质容易分离；④毒性小，价格低。

视野拓展

结 晶

把固体物质的水溶液加热蒸发，溶液达到饱和后，如果继续加热蒸发，过剩的溶质就会成为一定几何形状的固体析出，这一过程叫做结晶。结晶是分离和提纯物质的常用方法。当可溶性固体溶解度受温度影响不大时，一般就用蒸发溶剂的方法得到晶体，这种方法用来分离溶质与溶剂或除去难挥发杂质，如从海水里提取食盐；当可溶性固体物质溶解度受温度影响比较大时（如硝酸钾在温度高时溶解度很大，在温度低时溶解度较小），一般用冷却饱和溶液的方法使溶质结晶析出。利用这种方法，可以分离几种可溶性固体物质的混合物，例如分离食盐和硝酸钾晶体的混合物。

思考与复习

1. 空气的组成是固定不变吗？
2. 试举出物质分离与提纯的常用方法。
3. 甘蔗能酿出美味的蔗酒，你能设计一个从蔗酒中分离出酒精的实验方法吗？

本章归纳与整理

1. 物质一般以固态、液态或气态的形式存在，物质处于不同的状态时具有不同的物理性质。物质的三态在一定条件下可以互相转化。

2. 每种纯净晶体物质都有固定的熔点，若含有少量杂质，其熔点一般会下降。这一性质被广泛应用于研究工作和日常生活中。

3. 各种纯净的液体物质都有一定的沸点，在蒸馏过程中沸点变动很小。沸腾和蒸发在实际工作和日常生活中有重要应用。

4. 物质的分类

$$物质\begin{cases}混合物（含多种物质）\\纯净物（含一种物质）\begin{cases}单质（一种元素组成）\\化合物（多种元素组成）\end{cases}\end{cases}$$

5. 物质组成的表示

纯净物的组成常常用化学式来表示。任何纯净物的组成都是固定不变的，所以表示每种纯净物组成的化学式也是唯一的。

6. 过滤、蒸发和结晶、蒸馏、分液和萃取等是常见的物质分离和提纯方法，它们有各自的适用条件和应用。

第二章

认识物质——物质结构的基本知识

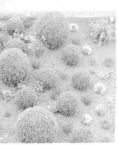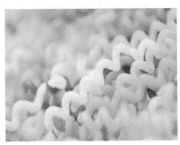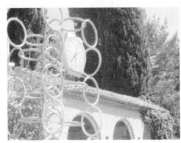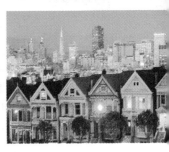

因为有了物质，我们的世界才变得丰富多彩，由于物质的结构不同，才使得各种物质呈现不同的形状、色彩……本章将要学习物质结构的基本知识。

第一节　元素周期表

> ### 通过本节的学习，你将会
>
> 1. 知道原子的组成、元素周期表中前 20 种元素原子的核外电子排布及在元素周期表中的位置。
> 2. 理解元素性质递变规律，熟悉元素周期表。

一、原子与元素

1. 原子的组成

我们知道，化学变化中的最小微粒是原子。原子虽小，但是否可以再分呢？答案是肯定的，原子可以再分。**原子是由位于原子中心带正电荷的原子核和核外带负电荷的电子组成。**原子核和电子所带的电荷数值相等，电性相反，故整个原子不显电性。原子核很小，它的直径还不及原子直径的万分之一，电子的直径就更小了。后经科学家证明，原子核是由更小的微粒——质子和中子构成。质子带正电荷，一个质子带一个单位正电荷，中子不带电荷。由此可以看出，质子数决定了原子核所带的正电荷数，称为**核电荷数**，用符号 Z 表示。故核电荷数即等于质子数。

刚才我们讲到，原子核所带的正电荷数（质子数）等于核外电子所带的负电荷数（电子数）。故对于一个原子，就存在如下关系：

$$核电荷数(Z)＝核内质子数(Z)＝核外电子数$$

电子的质量是很小的，仅约是质子质量的 1/1836。所以，原子的质量几乎全部集中在原子核上。质子、中子的质量很小，计算起来极不方便，故一般用它们的相对质量。通过计算，我们得到质子和中子的相对质量分别为 1.007 和 1.008，取近似整数值为 1。一般忽略电子的质量，把一个原子的原子核内所有的质子和中子的相对质量取近似整数加起来，所得的数值就称为该原子的**质量数**，通常用符号 A 来表示。中子数一般用符号 N 表示，则

$$原子的质量数(A)＝质子数(Z)＋中子数(N)$$

由此可以知道，只要知道三个数值中的任意两个数值，就可以推算另一个数值。例如，钠原子的电子数为 11，中子数为 12，则它的质量数为 23。

如以 $^A_Z X$ 表示一个质量数为 A、质子数为 Z 的原子，那么组成原子的微粒间的关系则可以表示为：

$$原子(^A_ZX)\begin{cases} 原子核\begin{cases} 质子 Z 个 \\ 中子(A-Z)个 \end{cases} \\ 核外电子 Z 个 \end{cases}$$

2. 元素与元素符号

元素是具有相同核电荷数（即质子数）的一类原子的总称。如无论存在于金刚石、石墨中的碳，还是存在于二氧化碳中的碳，它们的核电荷数都相同，所以说这些物质中都含有碳元素。

视野拓展 ▶▶▶

同位素

大家可能听说过放射性同位素吧！放射性同位素在医药上广泛应用。放射性同位素只是同位素中的一种。什么是同位素呢？要想知道同位素，就得先知道什么是元素。元素是具有相同核电荷数（即质子数）的一类原子的总称。同种元素的原子核内的质子数相同。它们所含有的中子数则不一定相同。例如，氢元素有三种原子，它们的原子都含有 1 个质子，但其中一个原子不含中子，一个原子含有 1 个中子，另外一个原子则含有 2 个中子。像氢元素这样含有质子数相同而中子数不同的同一种元素的不同原子，在元素周期表中占同一位置，互称为同位素。绝大多数元素都有同位素。如氯元素就有两种同位素：^{35}Cl 和 ^{37}Cl。同位素根据其稳定性可分为稳定性同位素和放射性同位素。同位素之间物理性质不同，化学性质几乎完全相同。

同位素有天然的，也可通过人工的方法制造出来。同位素不仅应用在医药上，在工农业、科研和国防上也得到广泛应用。

二、元素周期表

1. 认识元素周期表

现在人类已经发现了 100 多种元素。为了寻找一种简单明了的形式揭示各元素性质的内在联系，科学家们在元素周期律的基础上创造出了各种形式的元素周期表。

1869 年，俄国化学家门捷列夫编制了第一个元素周期表，以后经过不断的研究和修正，元素周期表才发展为至今的形式。

● **思考与讨论** ●

将核电荷数为 1～20 的元素按一定的方式排列，寻找元素间的内在联系。

把核电荷数为 1～18 的元素按原子序数递增的顺序从左到右排成横行，并按电子层数递增的顺序由上而下排成纵行，就可以得到如图 2-1 所示的一部分元素周期表。

按照上述编排，把 100 多种元素中的电子层数相同的各种元素，按原子序数依次递增的顺序从左到右排成行，再把不同行中最外电子层的电子数相同的元素按电子层数递增的顺序

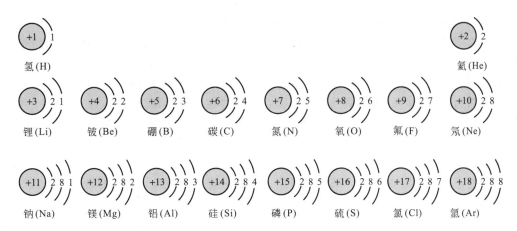

图 2-1 元素周期表的一部分（1~18 号元素）

由上而下排成列，即可得到最常见的元素周期表（见附录）。

周期　元素周期表共有 **7 个行**，每一行的电子层数相同，为一个周期，周期的序数就是该周期中元素原子具有的电子层数。

各周期中元素数目不尽相同。第一周期只有 2 种元素；第二、三周期各有 8 种元素；第四、五周期各有 18 种元素；第六周期有 32 种元素。第一、二、三周期称为短周期，第四、五、六周期称为长周期，第七周期称为不完全周期。

族　元素周期表有 18 个列。其中，第八、九、十列称为第Ⅷ族，其余 15 列，每一列为一族。由短周期元素和长周期元素共同组成的族称为主族，用ⅠA、ⅡA……依次表示第一主族、第二主族等各主族；完全由长周期元素构成的族称副族，用ⅠB、ⅡB……依次表示第一副族、第二副族等各副族；元素周期表的最后一列（稀有气体元素）为 0 族。图 2-2 为元素周期表的结构骨架。

周期 \ 族	ⅠA	ⅡA	ⅢB	ⅣB	ⅤB	ⅥB	ⅦB	Ⅷ	ⅠB	ⅡB	ⅢA	ⅣA	ⅤA	ⅥA	ⅦA	0
1																
2																
3																
4																
5																
6																
7																

图 2-2　元素周期表结构骨架

在已发现的元素中，大约有 4/5 为金属元素，它们都位于元素周期表的左下部。

● 思考与解释 ●

氦元素原子最外层有两个电子，为什么不把它排在ⅡA族？

2. 原子核外电子排布与元素在周期表中的位置

原子内部是很空旷的，电子在原子核外的空旷区域内高速运动。在多电子的原子中，电子的能量是不同的。能量低的，通常在离核较近的区域内运动，电子受原子核的吸引力较大；能量高的，则通常在离核较远的区域内运动，电子受原子核的吸引力较小。根据电子能量的差异和通常运动的区域离核远近的不同，可以将核外电子划分成不同的电子层，用符号 n 表示（n 为正整数）。按离核由近及远（能量则由低到高）的顺序，依次称为第一电子层（$n=1$）、第二电子层（$n=2$）、第三电子层（$n=3$）……目前就已发现的 100 多种元素来说，电子层数最大为第七层（即 $n=7$）。习惯上常用 K、L、M、N、O、P、Q 这 7 个字母分别表示第一电子层、第二电子层、第三电子层，依此类推。表 2-1 是核电荷数为 1～20 的元素的核外电子排布。

表 2-1　核电荷数为 1～20 的元素的核外电子排布

核电荷数	元素名称	元素符号	各电子层的电子数			
			K	L	M	N
1	氢	H	1			
2	氦	He	2			
3	锂	Li	2	1		
4	铍	Be	2	2		
5	硼	B	2	3		
6	碳	C	2	4		
7	氮	N	2	5		
8	氧	O	2	6		
9	氟	F	2	7		
10	氖	Ne	2	8		
11	钠	Na	2	8	1	
12	镁	Mg	2	8	2	
13	铝	Al	2	8	3	
14	硅	Si	2	8	4	
15	磷	P	2	8	5	
16	硫	S	2	8	6	
17	氯	Cl	2	8	7	
18	氩	Ar	2	8	8	
19	钾	K	2	8	8	1
20	钙	Ca	2	8	8	2

原子核外电子总是优先排布在能量较低的电子层，当能量低的电子层排满后，依次排布于能量逐渐升高的电子层中。也就是说核外电子先排在 K 层，K 层排满后，再排布在 L 层，L 层排满后，则排布在 M 层……原子核外的电子排布，遵循如下规律：

① **每层所能容纳的最多电子数为 $2n^2$ 个。** 即 K 层（$n=1$）为 2 个，L 层（$n=2$）为 8 个电子，M 层（$n=3$）为 18 个等。元素原子的最外电子层是几，此元素就处在周期表中第几周期。

② **最外层电子数不超过 8 个**（K 层为最外层时，最多不超过 2 个）。

③ **次外层电子数不超过 18 个，倒数第三层电子数不超过 32 个。**

④ 电子首先排布在能量最低的电子层里，然后由里往外，依次排布在能量逐步升高的电子层里。

表 2-1 列出了核电荷数为 1～20 的元素的核外电子的排布情况。这些元素原子的核外电子排布亦常用原子结构示意图表示（图 2-1）。

由表 2-1 和图 2-1 可看出，稀有气体元素原子的最外层电子数为 8 个（氦为 2 个），很稳定，一般不易跟其他物质发生化学反应，故常把最外层为 8 个电子的结构称为稳定结构；金属元素原子的最外层电子数比较少，一般少于 4 个，如钠、钾、钙、镁等；非金属元素原子的最外层电子数较多，一般多于 4 个，如氟、氯、硫、磷、氧等。

元素的化学性质主要由原子的最外层电子数决定。 在化学反应中金属元素的原子较易失去最外层电子变成阳离子，我们把这种元素原子失去电子成为阳离子的能力称为**金属性**；非金属元素的原子较易获得最外层电子变成阴离子，把元素原子获得电子成为阴离子的能力称为**非金属性**。

为了简便，常用电子式来表示原子核外最外层电子的排布。电子式的书写方法是在元素符号周围用小黑点（或×）表示最外层电子。例如：

氢 H•   氧 ：Ö：   钠 Na•

- -

● 思考与练习 ●

试写出 K，Ca，Mg，S，Cl，F 的原子结构示意图和电子式。并讨论它们在元素周期表中的位置。

- -

三、元素周期律

我们对元素性质、原子结构已经有了一定的认识，发现元素的性质和原子的核电荷数是密切相关的。**人们按核电荷数由小到大的顺序给元素编号，这个序号，称为该元素的原子序数。** 原子序数在数值上和这种元素原子的核电荷数相等。为了认识元素间存在的内在联系和规律性，我们将按原子序数由小到大的顺序来研究元素性质的变化规律。

1. 两类原子——金属原子与非金属原子

元素原子得失电子能力的强弱反映了元素金属性和非金属性的强弱，**得电子能力越强，则元素的非金属性就越强。反之，失电子的能力越强，则元素的金属性就越强。**

（1）同一主族中元素的金属性和非金属性的递变规律　碱金属元素的金属性从上到下逐渐增强，卤族元素的非金属从上到下逐渐减弱。

在 ⅣA 族元素中，碳是典型的非金属元素，硅是表现出某些金属性的非金属元素，锗是表现出某些非金属性的金属元素，而锡和铅是典型的金属元素。其它各族亦有类似情况。由此可以得出，**同一主族的元素，随着核电荷数的递增，从上到下电子层数增多，失电子能力逐渐增强，得电子能力逐渐减弱，故元素的金属性逐渐增强，非金属性逐渐减弱。**

（2）同一周期中主族元素的金属性和非金属性的递变　以第三周期元素为例，研究同周期元素金属性和非金属性的递变规律。

第 11～13 号元素钠、镁、铝均为金属元素，它们的原子都有失去电子而形成稳定结构的倾向。钠、镁、铝随着核电荷数的增大，原子的失去电子能力逐渐减弱，元素的金属性逐渐减弱。第 14～17 号元素硅、磷、硫、氯均是非金属元素，它们的原子都有得到电子而形成稳定结构的倾向，硅、磷、硫、氯随着核电荷数的增大，原子的得电子能力逐渐增强，元素的非金属性逐渐增强。第 18 号元素氩的原子最外电子层已经达到稳定结构。

综上所述，第三周期中，第 11～18 号元素，从金属性最强的碱金属钠开始，逐渐过渡到非金属性最强的卤族元素氯，元素的金属性逐渐减弱，非金属性逐渐增强，最后以稀有气体元素结束。除第一周期外，其他周期元素的金属性和非金属性均有相类似情况。

在同一周期中，各主族元素的原子核外的电子层虽然相同，但随着核电荷数的增多，从**左到右失电子能力逐渐减弱，得电子能力逐渐增强，故金属性逐渐减弱，非金属性逐渐增强。**

2. 元素周期律

在元素周期表中，同一主族和同一周期的元素性质存在着一定的递变规律。

（1）元素原子半径的周期性变化　在同一主族中，元素的原子半径大小主要决定于电子层数，从上而下，原子的电子层数逐渐增多，原子半径逐渐增大。

在同一周期中，主族元素的原子半径随着原子序数的递增依次减小。这是因为同一周期中主族元素原子的电子层数相同，随着原子序数增大，原子的核电荷数增多，原子核对外层电子的吸引力增大，因而原子半径逐渐减小。

总之，原子半径随原子序数递增呈周期性变化。图2-3为元素原子半径的变化示意图。

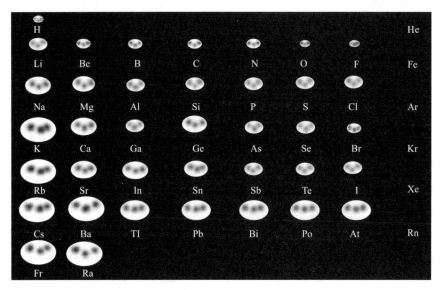

图 2-3　元素原子半径的变化示意图

● 思考与讨论 ●

随着原子序数的递增，元素的主要化合价又有什么变化呢？

（2）元素的主要化合价的周期性变化　从第3～10号元素和第11～18号元素，元素化合价的变化：正价都是从+1价逐渐递变到+7价，从中间的元素开始有负价出现，负价从−4价递变到−1价。其中最高正化合价与最低负化合价绝对值之和为8。也就是说元素的化合价随着原子序数的递增也呈现周期性的变化。具体见表2-2。

（3）元素电负性的周期性变化　科学家为了比较全面地描述不同元素原子在分子中对形成化学键电子吸引的能力，提出了电负性的概念。元素的电负性是指原子在分子中吸引成键电子的能力，用符号 X 表示。电负性值是指定活泼的非金属元素氟的电负性为4.0，而后通过对比求出其他元素的电负性。

表 2-2　第 1～18 号元素的主要化合价

原子序数	3	4	5	6	7	8	9	10
元素符号	Li	Be	B	C	N	O	F	Ne
元素的主要化合价	+1	+2	+3	+4 -4	+5 -3	-2	-1	0
原子序数	11	12	13	14	15	16	17	18
元素符号	Na	Mg	Al	Si	P	S	Cl	Ar
元素的主要化合价	+1	+2	+3	+4 -4	+5 -3	+6 -2	+7 -1	0

元素的电负性值呈周期性的变化。同一周期的主族元素，从左向右电负性逐渐增大；同一主族中，自上而下电负性逐渐减小。但过渡元素的电负性变化无明显规律。

金属元素的电负性较小，非金属元素的电负性较大。电负性较大的集中在周期表中的右上区，电负性小的集中在左下区。电负性最大的元素是氟，最小的是铯。

另外，比较原子半径和电负性，可得出原子半径大的电负性小，原子半径小的电负性大。

以上事实可以归纳出这样一条规律：即元素的性质随着原子序数的递增而呈周期性的变化。这个规律称为元素周期律。元素周期律揭示了元素性质的变化规律。这种变化规律表明：元素之间必定存在一定的内在联系。

思考与复习

1. 试写出第 11～20 号元素的原子结构示意图和电子式。
2. X 元素的原子序数是 9，下列哪一原子序数的元素与 X 具有相似的化学性质＿＿＿＿＿。
   ① 8　　　② 18　　　③ 17　　　④ 2
3. 判断下列元素金属性由弱到强的顺序。
   　　　　Na　　K　　Ca　　　Al
4. 判断下列元素非金属由弱到强的顺序。
   　　　　F　　N　　O　　P
5. 在元素周期表中，金属性和非金属性最强的元素分别为哪种元素？
6. 填表：

符号	原子序数	核外电子数	核内中子数	质量数	所在周期	所在族
$^{13}_{6}C$						
$^{40}_{20}Ca$						
$^{20}_{10}Ne$						

7. 已知 A 元素原子核外共有 6 个电子。B 元素原子核外有两个电子层，其外层电子数为内层电子数的 3 倍。C 元素的原子核内有 11 个质子和 12 个中子。试写出：
   ① B 元素的原子结构示意图：＿＿＿＿＿，在元素周期表中的第＿＿＿＿＿周期，第＿＿＿＿＿族。
   ② C 元素的原子结构示意图：＿＿＿＿＿，在元素周期表中的第＿＿＿＿＿周期，第＿＿＿＿＿族。
   ③ 由这三种元素组成的化合物的化学式：＿＿＿＿＿。

第二节　化学键和分子极性

通过本节的学习，你将会

1. 知道化学键，会判断离子化合物和共价化合物及分子的极性；
2. 理解配位键和配位化合物、氢键。

一、化学键

我们知道，分子是保持物质基本化学性质的最小微粒，而分子的性质又是由分子的内部结构所决定的，所以，要研究物质的性质就要了解分子的内部结构。包括分子或晶体中内部以什么样的相互作用结合在一起——化学键的问题；分子与分子之间存在的一种较弱的相互作用——分子间作用力问题；分子的结构与物质的物理、化学性质的关系等。

通常把分子或晶体中，直接相邻的两个（或多个）原子或离子间的主要的、强烈的相互作用称为化学键。按原子之间相互作用的方式和强度的不同，化学键又分为离子键、共价键、配位键和金属键。

● **思考与解释** ●
为何一百多种元素能形成一千多万种物质？原子是如何结合在一起的？

1. 离子键与离子化合物

电负性小的活泼金属原子（如钠原子）与电负性大的活泼非金属原子（如氯原子）相接近时，它们都有达到稳定的稀有气体结构的倾向。由于两个原子的电负性相差较大，故原子间易发生电子转移，分别形成带正电荷的阳离子（Na^+）和带负电荷的阴离子（Cl^-）。这两种带相反电荷的离子，借静电吸引力而相互靠拢，当它们充分接近时，两种离子的外层电子之间、原子核之间还存在相互排斥的作用，阻碍其进一步接近。当吸引力和排斥力达到平衡时，带相反电荷的两种离子之间便形成了稳定的化学键——离子键。其形成过程可简单表示如下：

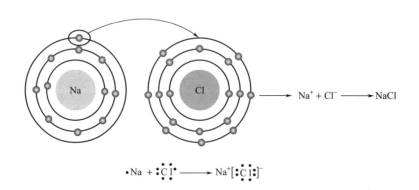

这种原子间发生的电子转移，形成阴阳离子，并通过静电作用而形成的化学键叫做离子键。由离子键形成的化合物叫**离子型化合物**。活泼的非金属元素和活泼的金属元素，即电负性差值较大（一般大于1.7）的两种元素相互化合时，容易形成离子型化合物。如硫化钠和溴化镁，其形成过程分别可用电子式表示如下。

$$\text{Na} \times + \cdot \overset{\cdots}{\underset{\cdots}{S}} \cdot + \times \text{Na} \longrightarrow \text{Na}^+ [\overset{\cdots}{\underset{\cdots}{S}}]^{2-} \text{Na}^+$$

$$\overset{\cdots}{\underset{\cdots}{Br}} \cdot + \times \text{Mg} \times + \cdot \overset{\cdots}{\underset{\cdots}{Br}} \longrightarrow [\overset{\cdots}{\underset{\cdots}{Br}} \times]^- \text{Mg}^{2+} [\times \overset{\cdots}{\underset{\cdots}{Br}}]^-$$

视野拓展 ▶▶▶

氯化钠的药用

氯化钠除了作调味品外，还可预防和治疗低钠综合征，包括全身虚弱、精神怠倦、肌肉痉挛和循环障碍等。对于出汗过多、严重吐泻、大面积烧伤、利尿药及慢性肾上腺皮质功能不全所致的低血钠症，可使用氯化钠配成的生理盐水或高渗氯化钠溶液治疗；高温作业者可服用含食盐（氯化钠）饮料；外用生理盐水还可用于冲洗伤口、创面、鼻或眼等患处。

2. 共价键与共价化合物

（1）共价键的形成　共价键是一种重要类型的化学键。现以氢分子为例来说明共价键的形成。

当一个氢原子和另一个氢原子接近时，就相互作用生成氢分子。在形成氢分子过程中，由于两个氢原子的电负性差值为零，电子不可能从一个氢原子转移到另一个氢原子上，而是两个氢原子各自提供一个电子在两个氢原子间共用。这两个共用电子，使每个氢原子均具有氦原子的稳定结构。这两个电子在两个原子核的周围运动，同时受到两个原子核的吸引。氯分子的形成与氢分子相似。二者的形成可用电子式表示如下。

$$\text{H} \cdot + \cdot \text{H} \longrightarrow \text{H} : \text{H}$$

$$\overset{\cdots}{\underset{\cdots}{Cl}} \cdot + \cdot \overset{\cdots}{\underset{\cdots}{Cl}} \longrightarrow \overset{\cdots}{\underset{\cdots}{Cl}} : \overset{\cdots}{\underset{\cdots}{Cl}}$$

在化学上常用一根短线表示一对共用电子对，氢分子又可表示为 H—H。**这种分子中原子间通过共用电子对结合而形成的化学键称为共价键。**

两个氮原子间也是以共价键相互结合形成氮分子的，两个氮原子间共用3对电子，使每个原子均具有8电子的稳定结构。氮分子的结构式可表示为：N≡N 或 N $\vdots\vdots$ N。

像这种原子间由共用3对电子所形成的共价键叫做叁键，用三根短线表示；原子间由2对共用电子所形成的共价键称为双键，用2根短线表示，如 O_2；原子间由1对共用电子所形成的共价键称为单键，如 H_2。

下面是氯化氢分子的形成过程：

$$\text{H} \times + \cdot \overset{\cdots}{\underset{\cdots}{Cl}} \longrightarrow \text{H} \times \overset{\cdots}{\underset{\cdots}{Cl}}$$

（2）共价键的类型　原子间形成共价键，考虑元素电负性对共用电子对的影响，把共价键分为两种：非极性键和极性键。

在同种元素的两个原子间形成的共价键，由于它们的电负性一样，即吸引电子的能力相同，共用电子对不偏向任何一个原子，成键的原子不显电性，这种共价键叫**非极性共价键**，简称非极性键。如 H_2、Cl_2、N_2 等。

在两种不同元素的原子间形成的共价键，由于不同原子的电负性不同，使共用电子对向电负性大的原子一方靠近，而偏离电负性较小的原子，故电负性较大的原子就带部分负电荷，电负性较小的原子则带部分正电荷，即键显极性，这种共价键叫**极性共价键**，简称极性键。如 HCl、H_2O 等分子中的共价键都是极性键。

键的极性大小是根据成键原子的电负性差值大小来判断的。一般来说，两个成键原子的电负性差值等于 0 时，形成非极性键；差值小于 1.7 时，形成极性键；大于 1.7 时，形成离子键。从键的极性来看，离子键是最强的极性键，极性共价键是非极性共价键到离子键之间的一个过渡状态，离子键和共价键没有绝对的界限。

二、分子的极性

1. 极性键与极性分子

由共价键形成的分子的极性是看分子中的正电荷中心与负电荷中心是否重合（分子中的正电荷中心是指带正电荷的原子核所产生的，负电荷中心是带负电荷的电子所产生的）。若**分子中正、负电荷中心相重合，则这种分子叫做非极性分子；若分子中正、负电荷中心不相重合，则这种分子叫做极性分子。**

对于双原子分子，键的极性就是分子的极性，如 H_2、N_2、Cl_2、O_2 等都是非极性分子；HCl、HI、CO、H_2O 等都是极性分子。

对于多原子分子，若分子中的共价键均为非极性键，且这类分子中的原子均为同种元素的原子，则分子是非极性分子。如 O_3（臭氧）、P_4 等。原因是这些分子中的正电荷中心与负电荷中心相重合。若分子中的共价键是极性键，则分子有无极性要取决于分子的空间构型。如在 CO_2 分子中 $C{=}O$ 键是极性键，键角为 $180°$，其分子构型是直线形，键的极性互相抵消，即它的正、负电荷中心相重合，故 CO_2 是一个非极性分子。在 H_2O 分子中 $O{-}H$ 键也是极性键，但键角为 $104°45'$，分子构型是角形结构，键的极性不能互相抵消，即它的正、负电荷中心不相重合，故 H_2O 是一个极性分子。

对于多原子分子，分子的极性除决定于键的极性外，还与分子的空间结构有关。

分子的极性对物质的溶解性有一定的影响。一般来说，极性物质易溶于极性溶剂，而难溶于非极性溶剂；非极性物质易溶于非极性溶剂，而难溶于极性溶剂，这叫做"相似相溶"规律。如 I_2 难溶于水而易溶于 CCl_4（CCl_4 是非极性分子）中。

2. 氢键

视野拓展

分子间的作用力

离子键、共价键和金属键，这三大类型的化学键都属于原子或离子间强烈的相互作用。在物质呈聚集状态时，分子与分子之间存在着一种较弱的作用力，如气体分子能够凝聚成液体和固体，主要靠这种作用力。因为是范德华第一个提出这种相互作用，所以分子间的作用力又称为范德华力。范德华力是决定分子型物质的熔点、沸点、溶解度等物理性质的重要因素。分子间作用力越大，物质的熔点、沸点就越高，反之亦然。范德华力的特点是：只存在于分子或原子之间；作用能量很小，比化学键弱得多；作用范围只有几个皮米；一般无方向性和饱和性；存在于极性分子之间、极性分子与非极性分子之间、非极性分子与非极性分子之间。

影响分子间作用力的因素较多，如温度、分子的极性、分子的形状、分子间的距离及相对分子质量等。其中，相对分子质量是一个主要因素，一般来说，同类型分子的相对分子质量越大，分子间作用力也越大。如 F_2、Cl_2、Br_2、I_2 相对分子质量逐渐增大，分子间的作用力也逐渐增大，所以从 F_2 到 I_2 的熔点、沸点逐渐升高。

同类型分子的相对分子质量越大，分子间作用力越强，它们的熔、沸点也依次升高。但人们在研究 VA、VIA、VIIA 等族元素的氢化物熔点、沸点变化规律时发现，NH_3、H_2O 和 HF 的熔点及沸点出现如图 2-4 所示的反常现象。这些反常现象说明这些物质中除了范德华力以外，分子间还存在另一种作用力，这种作用力叫氢键。

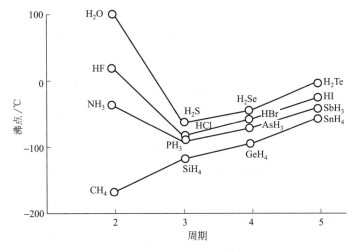

图 2-4　一些氢化物的沸点

以水为例来说明氢键的形成。在水分子中，由于氧原子的电负性比氢原子的电负性大得多，即氧原子吸引电子的能力比氢原子强，O—H 键极性很强，共用电子对强烈地偏向于氧原子，使得氢原子几乎成为"裸露"的带正电荷的原子核，这个带正电荷的、半径很小的氢原子就可能和另一个水分子中带部分负电荷的氧原子接近，并产生强烈的静电吸引，从而形成氢键，如图 2-5 所示。

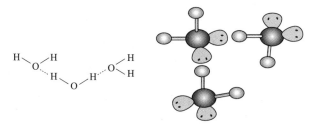

图 2-5　水分子间氢键

　　所谓氢键是指与电负性大的元素（X）结合的氢元素与另一个电负性大的元素（Y）之间的吸引力，通常用 X—H…Y 表示，其中 X 和 Y 代表 F、O、N 等电负性大而原子半径较小的非金属原子。X 与 Y 可以相同亦可以不同，如 O—H…O、F—H…F、N—H…O 等。
　　氢键不是化学键，而是分子中的一种特殊的作用力，这种作用力比共价键小得多，比范德华力稍大一些。

分子间的氢键对物质的性质均有影响。分子间氢键的形成使物质的沸点升高，如 NH_3、H_2O 和 HF 的熔点及沸点比同类化合物都高的反常现象即是由于分子间氢键的影响；在极性溶剂中，若溶质分子和溶剂分子间可以形成氢键，则溶质的溶解度增大，如 NH_3 在水中的溶解度远远大于 PH_3 在水中的溶解度。图 2-6 是 HF 分子间氢键作用的示意图。

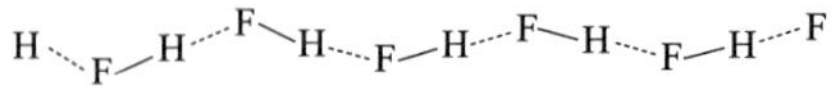

$$H\cdots\!\underset{F}{}\!-\!H\cdots\!\underset{F}{}\!-\!H\cdots\!\underset{F}{}\!-\!H\cdots\!\underset{F}{}\!-\!H\cdots F$$

图 2-6 HF 分子间氢键

除分子间可形成氢键外，某些物质的分子还可以形成分子内氢键。如 HNO_3、邻硝基苯酚中就有分子内氢键。

三、配位键和配位化合物

● 观察与思考 ●

取三支试管，分别加入 1mL 1mol/L 硫酸铜溶液。

在第一支试管中逐滴加入 0.1mol/L NaOH 溶液，观察颜色变化。

在第二支试管中逐滴加入 0.1mol/L $BaCl_2$ 溶液，观察颜色变化。

在第三支试管中逐滴加入 6mol/L 氨水，观察颜色有何变化，继续滴加 6mol/L 氨水，颜色有何变化？再加入酒精，观察颜色如何变化？

1. 配合物的概念

在共价键中，其共用电子对是由成键原子共同提供的。还有一类特殊的共价键，它与前面讲的共价键不同的是**两原子的共用电子对是由一个原子单方面提供的，我们把这种特殊的共价键称为配位键**。用 A→B 表示，其中 A 原子是提供电子对的，叫电子对给予体，B 原子是接受电子对的，叫电子对接受体。如 NH_3 分子就是以配位键方式和 H^+ 结合成 NH_4^+ 的，又如 $[Cu(NH_3)_4]^{2+}$。为了区别于 Cu^{2+}、Cl^- 这样的简单离子，把 NH_4^+ 和 $[Cu(NH_3)_4]^{2+}$ 这样的复杂离子称为配离子。**配离子是由一个金属阳离子和一定数目的中性分子或阴离子以配位键结合而成的复杂离子。配离子和带相反电荷的离子组成的化合物称配位化合物**，如 $[Zn(NH_3)_4]SO_4$。

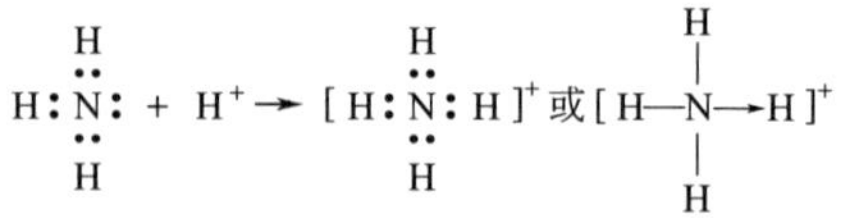

$$H\!:\!\overset{\cdot\cdot}{\underset{H}{N}}\!:\!H + H^+ \longrightarrow \left[H\!:\!\overset{\cdot\cdot}{\underset{H}{N}}\!:\!H\right]^+ \text{或} \left[H\!-\!\overset{H}{\underset{H}{N}}\!\rightarrow\!H\right]^+$$

配位化合物亦可以是由一个简单的金属离子（或中性金属原子）与一定数目的阴离子或中性分子以配位键相结合而成的中性配合分子，如四羰基镍 $[Ni(CO)_4]$。

2. 配合物的组成

● 思考与讨论 ●

在配合物中，配离子与外界离子之间是以哪种化学键相结合的？在配离子中，中心离子与配位体间又是以何种化学键相结合的？

在配离子中的金属阳离子，称为中心离子。在中心离子的周围，以配位键与中心离子相结合的阴离子或中性离子叫配位体，它和中心离子相距较近，与中心离子结合成配离子，构成配合物的内界（或内配位层）。书写化学式时，内界用方括号括起来。在配合物中，除配离子外的离子，距中心离子较远，构成配合物的外界（或外配位层），称为外界离子，书写化学式，写在方括号外面。

例如：

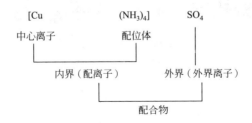

（1）**中心离子**　位于配合物的中心，是配合物的形成体。一般是带正电荷的金属阳离子（多数为过渡金属离子）。如 $[Zn(NH_3)_4]SO_4$ 中的 Zn^{2+}。中性原子也可作为配合物的形成体，如 $Ni(CO)_4$ 中的 Ni。

（2）**配位体**　配位体一般是一些含有孤对电子的阴离子或分子，紧靠在中心离子周围，以配位键与中心离子直接配合。配位体中具有孤对电子并以配位键与中心原子直接相结合的原子叫做**配位原子**，配位原子一般是电负性较大的元素的原子，如 N、S、C、F、O、Cl、Br、I 等。

以配位键直接与中心离子相结合的配位原子的数目称为该中心离子的配位数。计算中心离子的配位数时，通常是先在配离子中确定中心离子和配位体，再找出配位原子的数目。如 $[Cu(NH_3)_4]^{2+}$ 的配位数是 4。

（3）**外界离子**　外界离子所带的电荷与配离子所带的电荷相反，距中心离子较远，构成配合物的外界。

综上所述，配合物一般由配离子和外界离子组成，为了保持整个配合物呈电中性，配离子与外界离子的电荷数相等，但电性相反，故可根据外界离子的电荷数目来推算配离子的电荷数目。如在 $K_2[HgI_4]$ 中，根据外界 2 个 K^+ 总电荷数为 $+2$，则可推算出配离子电荷数为 -2，即 $[HgI_4]^{2-}$。常见配合物的分子组成见表 2-3。

表 2-3　常见配合物的分子组成

配合物	配　离　子			外界离子
	中心离子	配位体	配位数	
$K_2[HgI_4]$	Hg^{2+}	I^-	4	K^+
$[Ag(NH_3)_2]Cl$	Ag^+	NH_3	2	Cl^-
$K_3[Fe(CN)_6]$	Fe^{3+}	CN^-	6	K^+
$[Cu(NH_3)_4]SO_4$	Cu^{2+}	NH_3	4	SO_4^{2-}

3. 配合物的命名

配合物的命名原则与一般无机化合物相同，所不同的只是对配离子的命名。

① 如果配合物的外界为简单的酸根离子（如 Cl^-），便称"某化某"（如氯化某）；如果外界为含氧酸根离子（如 SO_4^{2-}），则称为"某酸某"（如硫酸某）；如果外界为氢离子，则称

为"某酸";如果外界为氢氧根离子，则称为"氢氧化某"。

② 配离子的命名顺序是：配位体－"合"－中心离子。配体的数目用一、二、三等数字表示，中心离子的价数（电荷数）用括号内的罗马数字表示。

③ 如果有多种配体，则先命酸根负离子，再命中性分子，但书写次序正好相反。

例如：$H_3[Fe(CN)_6]$ 六氰合铁（Ⅲ）酸；$[Ag(NH_3)_2]OH$ 氢氧化二氨合银（Ⅰ）

$Fe(CO)_5$ 五羰基铁（0）；$K_2[PtCl_4]$ 四氯合铂（Ⅱ）酸钾

视野拓展

配合物在医药上的应用

金属离子的分离和提取、分析化学、化工合成上的配位催化、染料、电镀、无机高分子材料、医药等都与配合物有密切的关系。

在医药方面，许多药物本身就是配合物，如治疗血吸虫病的酒石酸锑钠、没食子酸锑钠等，治疗糖尿病的胰岛素（锌螯合物），抗恶性贫血的维生素 B_{12}（钴螯合物），具抗癌作用的酞菁锌配合物，乙二胺四乙酸合钙酸二钠（$Na[CaY]$）可治疗机体重金属铅中毒等。

在药物制剂中，某些金属离子如 Fe^{2+}、Cu^{2+} 等可以催化药物氧化使其变质，提高药物的稳定性。在药物的质量检验中也常用到某些配位反应，如用配位滴定法测定某些金属离子的含量。

如此可见，配位化合物在医药上有着极其广泛的应用。

思考与复习

1. 什么是共价键？什么是离子键？举例说明共价化合物和离子化合物具有哪些基本特点。

2. 用电子式表示 KCl、Na_2O、Br_2 的形成过程。

3. 什么是配位键？形成配位键的原子具有哪些结构特点？

4. 什么是氢键？举例说明氢键对物质性质的影响。

5. 在元素周期表中，金属性和非金属性最强的元素分别为哪种元素？

6. 判断下列分子中化学键的类型，并指出哪些是极性分子，哪些分子间的作用较强，为什么？

　①　CO_2　　　　②　H_2O　　　　③　CCl_4　　　　④　NH_3　　　　⑤　O_2　　　　⑥　HF

7. 某元素的最高正价和最低负价的绝对值相等，原子核内质子数与中子数也相等，气态氢化物中该元素含量为87.5%，该元素是_____。

　①　N　　　　　②　S　　　　　③　O　　　　　④　C

8. 填写下表：

配合物	中心离子	配体	配位数	配合物名称
$[Cu(NH_3)_4]SO_4$				
$[Ag(NH_3)_2]Cl$				
$K_2[HgI_4]$				
$K_4[Fe(CN)_6]$				

本章归纳与整理

1. 原子与元素

① 原子是由位于原子中心带正电荷的原子核和核外带负电荷的电子组成。原子核和电子所带的电荷数值相等、电性相反，故整个原子不显电性。原子核是由更小的微粒——质子和中子构成。质子带正电荷，一个质子带一个单位正电荷，中子不带电荷。

$$原子\ (_Z^A X) \begin{cases} 原子核 \begin{cases} 质子\ Z\ 个 \\ 中子\ (A-Z)\ 个 \end{cases} \\ 核外电子\ Z\ 个 \end{cases}$$

② 原子序数＝核电荷数（Z）＝核内质子数（Z）＝核外电子数

原子的质量数（A）＝质子数（Z）＋中子数（N）

③ 元素是具有相同核电荷数（即质子数）的一类原子的总称。

2. 元素周期律

元素的性质随着核电荷数的递增而呈周期性的变化，称为元素周期律。

3. 元素周期表

元素周期表是以表格的形式体现了元素周期律，反映了元素性质的变化规律。元素周期表共包括 7 个周期和 16 个族。

① 周期。七个周期：三个短周期，三个长周期和一个不完全周期。

② 族。16 个族，包括 7 个主族，1 个零族，7 个副族和一个第Ⅷ族。

4. 元素性质的递变规律

① 同一主族，从上到下，金属性逐渐增强，非金属性逐渐减弱；元素电负性逐渐减小；原子半径逐渐增大。

② 同一周期，从左到右，主族元素的金属性逐渐减弱，非金属性逐渐增强；元素电负性逐渐增大；原子半径逐渐减小。

③ 元素的主要化合价的周期性变化

|元素最高正化合价|＋|元素最低负化合价|＝8

5. 原子核外电子排布与元素在周期表中的位置有密切关系。

6. 化学键是分子中相邻两个或多个原子（离子）之间强烈的相互作用。化学键包括离子键、共价键和金属键。

离子键是阴阳离子通过静电作用而形成的化学键。

共价键是分子中原子间通过共用电子对结合而形成的化学键。共价键分为非极性键和极性键。极性分子内一定有极性键，但有极性键的分子不一定是极性分子。

7. 氢键是指与电负性大的元素（X）结合的氢元素与另一个电负性大的元素（Y）之间的吸引力，通常用 X—H⋯Y 表示。氢键不是化学键。

8. 配位键是一种特殊的共价键，两原子的共用电子对是由一个原子单方面提供的。配位键由中心离子、配位体和外界离子组成。配合物的命名原则与无机化合物相同，重点是要掌握配离子的命名。

第三章

重要元素及其化合物

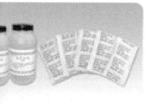 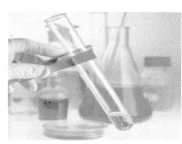 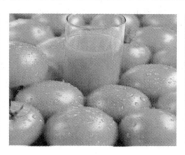 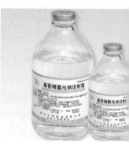

物质世界多姿多彩，110 多种元素组成了数以千万计的化学物质，使人类得以生存和发展。含氟的牙膏、漂白精、食盐、生理盐水、碘酒……这些都是我们经常接触到的物质，本章将要学习重要元素及其化合物。

第一节　活泼金属与非金属

通过本节的学习，你将会

1. 能描述卤素、碱金属和碱土金属单质、化合物的性质和用途；
2. 能鉴别常见的金属卤化物。

一、卤素

卤素即卤族元素，周期表中第ⅦA 族元素。包括氟、氯、溴、碘和砹五种元素，其中砹是放射性元素。

卤素的基本性质如表 3-1 所示。

表 3-1　卤素基本性质（常温下）

元素名称	元素符号	核电荷数	单质	单质状态	单质颜色	离子
氟	F	9	F_2	气态	浅黄色	F^-
氯	Cl	17	Cl_2	气态	黄绿色	Cl^-
溴	Br	35	Br_2	液态	红棕色	Br^-
碘	I	53	I_2	固态	紫黑色	I^-

人们从海水中可以提取氯、溴、碘及其化合物。

海水中含有 80 多种元素，其中氯化物浓度最高，有氯化钠、氯化钾、氯化钙、氯化镁等。

溴是海水中重要的元素，99％的溴元素以 Br^- 的形式在海水中存在，因此，溴被人们称为"海洋元素"。

海水中碘的总储藏量很大，可从海产品中提取碘。

● 交流与讨论 ●

1. 请查阅资料，了解氯气、溴和碘的提取方法，并和同学分享。
2. 你能描述卤素在元素周期表中的位置吗？

1. 氯气和氯化物

资料库 ▪▪▪

氯元素的发现

瑞典化学家舍勒（图 3-1）在研究软锰矿时，发现了一种令人窒息的黄绿色气体，使人的"肺部极为难受"。他用这种气体作了各种实验，发现它微溶于水，使水略带有酸味，并且有漂白作用，腐蚀金属等。

1810 年，英国年轻化学家戴维（图 3-2）通过继续研究，在英国皇家学会宣读论文，认为这种气体是由一种元素组成的，将它命名为"氯"（希腊文意为"绿色的"）。此后人们对氯化物的研究越来越多。

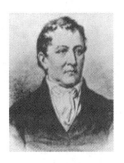

图 3-1　舍勒

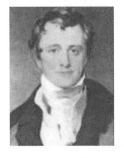

图 3-2　戴维

氯气的用途非常广泛。自来水的消毒、盐酸的制取、药物的合成、农药的生产等都需要用到氯气，以氯气为基础的工业是化学工业的重要支柱。

$$Cl_2 + H_2O = HCl + HClO$$
次氯酸

次氯酸的氧化性很强，能杀死水中的细菌，并可使染料褪色。

$$Cl_2 + 2NaOH = NaCl + NaClO + H_2O$$
次氯酸钠

$$2Cl_2 + 2Ca(OH)_2 = CaCl_2 + Ca(ClO)_2 + 2H_2O$$
次氯酸钙

次氯酸盐与稀酸或空气中的水和二氧化碳反应，生成次氯酸，起到漂白和消毒作用。

● 思考与解释 ●

2008 年 5 月 12 日四川汶川大地震后，卫生防疫部门对受灾地区都发放了漂白粉用于饮用水的消毒。请问漂白粉为什么能杀菌消毒？

2. 溴和碘

通常状态下，溴是深红棕色液体，易挥发，具有剧烈的刺激性气味，有强烈的腐蚀性。碘是紫黑色固体，易升华。溴和碘在水中的溶解度很小，易溶于有机溶剂。溶液里卤离子和硝酸银反应可生成不溶性物质。碘与淀粉溶液反应，可生成有色物质。

【实验3-1】 观察溴单质和碘单质的颜色、状态，观察溴单质和碘单质在相关溶剂中的溶解情况，并将实验结果填入表 3-2。

【实验3-2】 取三支试管，分别加入 2mL 氯化钠、溴化钾和碘化钾溶液，滴加少量硝酸银试剂，观察实验现象并记录于表 3-3。

表 3-2　溴和碘单质的溶解性比较

实验	颜色	状态	溶解性和溶液颜色		
			水	酒精	四氯化碳
溴					
碘					

表 3-3　氯化钠、溴化钾、碘化钾性质实验

实　　验	实 验 现 象	化学方程式
氯化钠		
溴化钾		
碘化钾		

【实验3-3】　在一支试管里加入 2mL 溴化钾溶液，滴加新配制的氯水，观察实验现象并记录（表 3-4）。

【实验3-4】　取两支试管，分别加入 2mL 碘化钾溶液，再分别滴加新配制的氯水和溴水，观察实验现象并记录（表 3-4）。

表 3-4　卤素单质性质实验

实　　验	实 验 现 象	化学方程式
溴化钾＋氯水		
碘化钾＋氯水		
碘化钾＋溴水		

注意事项：将溶液倒入指定的废液缸中。

● 思考与解释 ●
你知道"白纸显字"小魔术吗？可请教老师或查找资料了解奥秘。

溴和碘有着广泛的用途。溴化银见光易分解，常被用做感光材料；溴可用于生产多种药物，溴的杀虫灭菌力很强，在农业上用作熏蒸剂、杀虫剂。近年来有些溴化物用作植物生长激素，可增产 10％左右，溴的相对密度大，毒性比氯小，适用于上下水道杀菌之用；医院用的红药水主要成分就是溴和汞的有机化合物；用溴可以生产氯霉素、金霉素、核霉素等药品的中间体；此外，还可用于镇静剂、麻醉剂和抗生素等药物合成方面。碘酒是用碘和碘化钾溶于酒精制成的；飞机播撒碘化银可实施人工降雨；碘是人体生长、发育所必需的微量元素，为了消除碘缺乏病，我国政府规定在食用盐中必须加入一定量的碘酸钾（KIO_3）。

视野拓展　▶▶▶

化学元素与人体健康

钙、钠、钾、镁四种元素约占人体中金属离子总量的 99％以上。钠和氯在人体中是以氯化钠的形式出现的，起调节细胞内外的渗透压和维持体液平衡的作用；钙是人体中含量最丰富的金属元素；碘是合成甲状腺激素的原料，缺碘会影响儿童的生长和智力发育，造成呆小症；镁是酶的激活剂，主要来自绿色蔬菜、豆类和虾蟹；氟主要存在于骨骼和牙齿中，缺氟会引起龋齿，但氟过量会引起"氟骨病"和"斑釉病"。

二、碱金属与碱土金属

金属钠和钾化学性质活泼，钠原子和钾原子在化学反应中容易失去最外层的一个电子，形成钠离子（Na^+）和钾离子（K^+）。钠元素在自然界以化合态形式存在。常见的有氯化钠、氢氧化钠、碳酸钠和碳酸氢钠等。

● 活动与探究 ●

小组合作设计实验，观察金属钠的物理性质和钠与水反应的现象，尝试做出解释。

金属钠与水反应（图3-3）生成氢氧化钠和氢气，金属钾与水反应更激烈。

$$2Na+2H_2O \xrightarrow{\quad\quad} 2NaOH+H_2\uparrow$$

钠保存在煤油中（图3-4）。金属钠燃烧时，火焰呈黄色（图3-5）。金属或它们的化合物在灼烧时都会呈现特殊的颜色，这在化学上叫做**焰色反应**。

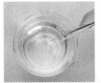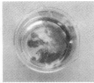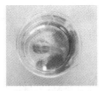

图3-3　钠与水的反应

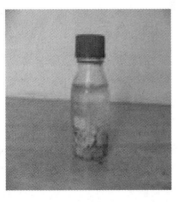

图3-4　保存在煤油中的金属钠

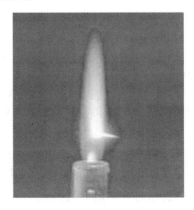

图3-5　焰色反应

资料库 ■■■

金属钠是一种银白色的金属，具有重要的用途。钠钾合金可用做原子反应堆的导热剂。充有钠蒸气的高压钠灯发出的黄光射程远、透雾能力强，用于广场和道路照明。

十二水合硫酸铝钾［$KAl(SO_4)_2·12H_2O$］俗称明矾，可用做净水剂。

常用金属的焰色反应：

钠——黄色　　　　　　钙——砖红色

钾——浅紫色　　　　　锶——洋红色

（透过蓝色钴玻璃）　　钡——黄绿色

　　　　　　　　　　铜——绿色

相信你很喜欢五彩缤纷的焰火，你可以自己做做看。

【实验3-5】 取一根顶端弯成环状的镍丝，蘸取浓盐酸在酒精喷灯上灼烧至无色，分别蘸取 $NaCl$、KCl、$CaCl_2$、$BaCl_2$ 溶液在无色火焰上灼烧，观察火焰颜色并做好记录（表3-5）。

表3-5 焰色反应

元 素	现 象

碱金属和碱土金属的盐类在医药方面有着广泛的应用。$NaCl$ 是基本用药，KCl 是一种利尿药，KI 可用于配制碘酊，NaI 可用于配制造影剂，$Na_2S_2O_3$ 可用于治疗重金属中毒和慢性皮炎，硫酸镁可用作轻泻剂，钙盐治疗钙缺乏症等。溶有较多量的 Ca^{2+} 和 Mg^{2+} 的水称为硬水。

视野拓展

叠氮化钠

安全气囊系统称为 SRS，和安全带一起是一个辅助保护设备。在正面撞车时，安全带是最重要的安全设施，但在严重碰撞中人的上身还是会由于巨大的惯性而往前冲，它只能避免头部受重伤。因此安全带只有与气囊配合起来，才能使乘客在重大事故中得到最好的保护。汽车的安全气囊内有叠氮化钠（NaN_3）时，当汽车在高速行驶中受到猛烈撞击时，叠氮化钠会迅速发生分解反应，产生氮气和固态钠，充满气囊。

思考与复习

1. 归纳整理卤素、碱金属和碱土金属单质、化合物的性质。
2. 收集生活中含有碱金属、碱土金属卤化物的食品、药品和日用品，查阅资料，了解产生作用原理。
3. 设计鉴别卤素阴离子和碱金属、碱土金属阳离子的实验方案。
4. 查阅资料了解侯氏制碱法，并和同学交流。

第二节 几种常用的酸碱

通过本节的学习，你将会

1. 掌握常用酸和碱的性质；
2. 知道常用酸碱指示剂。

工农业生产许多反应都离不开各种酸和碱。硫酸在化肥、医药、农药和其他工业生产中有着广泛的应用。硝酸是一种重要的化工原料，可用来制造染料、硝酸盐、塑料和炸药等。盐酸、硫酸、硝酸、氢氧化钠等酸和碱是实验室中重要的化学试剂。

● 思考与练习 ●

尝试写出常见酸碱反应方程式。同学之间交流。

一、强酸和弱酸

酸碱电离理论认为：**凡是在水溶液中电离产生的阳离子全部都是 H^+ 的化合物叫酸。**

HCl、HBr、HI、HF、HAc、H_2SO_4、HNO_3、H_2S、H_3AsO_4、H_3PO_4、$HClO_4$ 等属于酸。

HCl、HBr、HI、H_2SO_4、HNO_3、$HClO_4$ 是强酸。其中 $HClO_4$ 是酸性最强的含氧酸，H_3PO_4 是中强酸。HF、HAc、H_2S、H_2CO_3 等属于弱酸。

浓盐酸具有挥发性，人的胃液中含有少量盐酸，具有促进食物消化等功能。稀硫酸具有酸的通性，浓硫酸具有吸水性、脱水性和强氧化性。硝酸具有强氧化性，可发生氧化还原反应。浓硝酸易挥发，不稳定，受热或见光分解产生棕红色的二氧化氮气体。一般保存在棕色瓶中，阴凉处放置。

资料库 ■■■

一些弱酸弱碱的电离常数（298.2K）

名称	K_i	名称	K_i
HAc（醋酸）	1.76×10^{-5}	H_2CO_3（碳酸）	4.3×10^{-7} (K_1)
HCOOH（甲酸）	1.77×10^{-4}	H_2S（氢硫酸）	9.1×10^{-8} (K_1)
HCN（氢氰酸）	4.93×10^{-10}	$H_2C_2O_4$（草酸）	5.9×10^{-2} (K_1)

● 活动与探究 ●

1. 比较盐酸溶液和醋酸溶液与金属锌反应情况，判断酸性强弱。
2. "黑色面包"实验，有兴趣做做吗？

【实验3-6】 取两支试管，各加入少量锌粒，分别滴加 $0.1 mol \cdot L$ 盐酸溶液和醋酸溶液，观察实验现象。

实验现象：_____。

实验结论：_____。

【实验3-7】 取一个烧杯，加入少量蔗糖，倒入部分浓硫酸，用玻璃棒搅拌后，竖直立在烧杯中（图 3-6），观察实验现象。

实验现象：_____。

实验原理：_____。

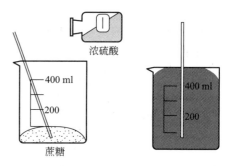

资料库 ■■■

王水

浓硝酸和浓盐酸的混合物叫做王水（体积比为 1：3）。能使金、铂等金属溶解。

图 3-6 【实验 3-7】操作示意

二、强碱和弱碱

酸碱电离理论认为：**凡是在水溶液中电离产生的阴离子全部都是 OH⁻ 的化合物叫碱。** NaOH、KOH、Ca(OH)₂、Ba(OH)₂ 属于强碱。NH₃·H₂O 属于弱碱。

酸碱反应的实质是 H^+ 和 OH^- 作用生成水。

● **思考与交流** ●

实验室常用浓酸、浓碱配制稀酸、稀碱，请查阅相关资料。

资料库 ■■■

酸碱的定义

酸碱质子理论认为：凡能给出质子（H^+）的物质都是酸。凡能接受质子（H^+）的物质都是碱。酸碱反应的实质是两个共轭酸碱对间的质子传递。

酸碱电子理论认为：凡能接受电子对的任何分子、离子或原子团都是酸。凡能给出电子对的任何分子、离子或原子团都是碱。酸碱反应的实质是电子对由碱向酸转移。

三、常用酸碱指示剂

【实验 3-8】 取两支试管，分别加入少量稀盐酸和氢氧化钠溶液，各滴入两滴酚酞试液，观察实验现象。

实验记录：_____。

通过酚酞试液颜色变化来指示溶液酸碱性，这类物质称为**酸碱指示剂**，酸碱指示剂是一类结构比较复杂的弱酸和弱碱。常用的酸碱指示剂有酚酞、石蕊、甲基橙、甲基红、百里酚蓝等，变色范围如图 3-7 所示。利用酸碱指示剂的颜色变化，可以初步判断溶液的酸碱性。

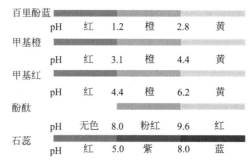

图 3-7 常用的酸碱指示剂变色范围

● 思考与交流 ●
你想知道酸碱指示剂为什么会变色吗？可以请教老师，也可以查阅资料。

视野拓展 ▶▶▶

硫酸盐的医药用途

硫酸钡 $BaSO_4$ 既不溶于水也不溶于酸，性质稳定，不易被 X 射线透过，医用硫酸钡俗称"钡餐"。

硫酸钙 $CaSO_4·2H_2O$ 叫做石膏，$2CaSO_4·H_2O$ 叫做熟石膏。熟石膏和水混合成糊状后很快凝固转变成生石膏。在医药中常用它制作模型和石膏绷带。

硫酸亚铁 $FeSO_4·7H_2O$ 俗称绿矾。在医药中可用来生产治疗缺铁性贫血的药剂。

硫酸铜 具有较强的杀菌能力，可制成"波尔多"液，作杀虫剂，也可用作收敛剂、防腐剂和催吐剂。有毒。

思考与复习

1. 写出酸的性质。
① 打开浓盐酸试剂瓶，出现白雾。（　　）
② 浓硫酸放置在烧杯中，质量会增加。（　　）
③ 浓硫酸滴在白纸上，白纸变黑。（　　）
2. 整理常见酸和碱，并判断其酸碱性的强弱。
3. 写出稀 HCl、稀 H_2SO_4 的鉴别方法和反应方程式。
4. 判断下列酸的酸性强弱顺序。

HAc　　　　　$HClO_4$　　　　　HCl　　　　　$H_2C_2O_4$

5. 掌握常见酸碱指示剂颜色变化的规律。

第三节　几种常用的氧化剂和还原剂

通过本节的学习，你将会

1. 理解氧化还原反应；
2. 能判断氧化还原反应中的氧化剂和还原剂；
3. 知道常用的氧化剂和还原剂及用途。

在生产、生活和生命过程的新陈代谢活动中都离不开氧化还原反应。氧化还原反应是一类重要的化学反应。

● 思考与讨论 ●
根据已有的化学知识，想一想，什么叫氧化还原反应？

在反应过程中有元素化合价（或氧化数）变化的化学反应叫做氧化还原反应。其中，反应物所含元素化合价（或氧化数）升高的反应叫做**氧化反应**，反应物所含元素化合价（或氧化数）降低的反应叫做**还原反应**。

在氧化还原反应中，化合价（或氧化数）降低的物质称为**氧化剂**，化合价（或氧化数）升高的物质称为**还原剂**。

● **思考与练习** ●

请指出酸性高锰酸钾和碘化钾反应中的氧化剂和还原剂。

一、常用的氧化剂

● **思考与讨论** ●

你能说出常用的氧化剂和还原剂吗?

常用的氧化剂有活泼的非金属单质卤素和氧气，H_2O_2，酸性 $KMnO_4$ 溶液，浓硫酸，硝酸，重铬酸钾和高价态金属离子（如 Fe^{3+}、Sn^{4+}、Cu^{2+} 等）。

1. 氧气

氧气最主要的化学性质是氧化性，能和许多还原性物质发生氧化还原反应，具有还原性的物质应隔绝空气，密封保存。

2. 过氧化氢

纯的过氧化氢是一种淡蓝色的黏稠液体，是强氧化剂，能以任意比例与水混溶，医疗上用 3% 过氧化氢稀溶液可用来消毒杀菌、清洗伤口。为防止过氧化氢分解，应保存在棕色瓶中，阴凉处放置。

3. 高锰酸钾

$KMnO_4$ 是强氧化剂，可作为消毒防腐剂。$KMnO_4$ 应用广泛，可用于测定还原性物质，也可测定氧化性物质，甚至可以测定一些不具有氧化还原性的物质。反应时溶液酸度不同，产物也不一样，强酸性条件下高锰酸钾溶液的氧化性最强，还原产物为 Mn^{2+}。保存高锰酸钾固体时，勿与有机物、浓硫酸接触，以免发生爆炸。

4. 重铬酸钾

重铬酸钾（$K_2Cr_2O_7$）是红棕色晶体。过去，实验室常将饱和的 $K_2Cr_2O_7$ 溶液与浓硫酸混合制得铬酸洗液，可用来洗涤玻璃仪器上的污物，后来考虑到其对环境的污染，作为实验室洗液已逐渐被其他物质代替。重铬酸钾在酸性条件下是强氧化剂，自身被还原为 Cr^{3+}（暗绿色），存放和使用时注意安全。

二、常用的还原剂

常见的还原剂有活泼的金属单质和氢气、碳等非金属单质，Fe^{2+}、Sn^{2+}、Cu^+ 等离子和

H_2S、$Na_2S_2O_3$、SO_2、SO_3^{2-}、I^- 等。

1. 碘化钾

碘化钾是常用的还原剂，可与氧化剂在酸性条件下反应生成 I_2 等。

2. 硫代硫酸钠

硫代硫酸钠（$Na_2S_2O_3$）具有较强的还原性，可与卤素单质 Cl_2、I_2 等发生氧化还原反应，可以作为棉织物漂白后的脱氯剂，织物上的碘渍也可用它除去。医疗上主要用其还原作用，还有硫的杀菌作用，外用 20%～30% 硫代硫酸钠液治疗汗斑（花斑癣）等。

3. 焦亚硫酸钠

焦亚硫酸钠（$Na_2S_2O_5$）是微黄色粉末状物质，具有强烈刺激气味，在医药工业用于生产氯仿、苯丙砜和苯甲醛等。焦亚硫酸钠也是一种起漂白作用的食品添加剂，但必须使用符合食用级规定的产品，其使用量及残留量均应严格控制，不能超过国家规定限量（残留量以二氧化硫计算不得超过 0.05g/kg）。食品及药品工业用作防腐剂、疏松剂、抗氧化剂、护色剂及保鲜剂。

视野拓展 ▶▶▶

抗氧剂

维生素 C 又称抗坏血酸，具有强还原性，能被氧气等多种氧化剂氧化，易溶于水，水溶液极不稳定，极易氧化失效。

维生素 E 不溶于水，易溶于有机溶剂，易被氧化而变色。

在药物制剂中常加入一些强还原性物质作抗氧剂。常用的抗氧剂有：维生素 C 和维生素 E、亚硫酸钠、亚硫酸氢钠、焦亚硫酸钠、硫代硫酸钠等。

思考与复习

1. 写出四个氧化还原反应，并指出氧化剂和还原剂。
2. 完成下列反应的化学方程式。并判断它们是否属于氧化还原反应。
① 铁与稀硫酸反应
② 重铬酸钾与碘化钾反应
③ 氯气与水反应
④ 高锰酸钾与草酸钠反应
⑤ 氢气与氯气反应
⑥ 硫酸与氢氧化钡反应

第四节　几种常用的干燥剂

通过本节的学习，你将会

1. 知道常用的干燥剂；
2. 会使用干燥器和烘箱。

干燥剂是一种从大气中吸收潮气的除水剂，在药物保存、仪器保管和药物某些专项测定中常用到干燥剂。

常用的干燥剂有三类：一类为酸性干燥剂，有浓硫酸、五氧化二磷、硅胶等；第二类为碱性干燥剂，有固体烧碱（氢氧化钠）、石灰（氧化钙）和碱石灰（氢氧化钙与氢氧化钠/钾的混合物）等；第三类是中性干燥剂，如无水氯化钙、无水硫酸镁等。

● **思考与讨论** ●

你还能找出其他常用的干燥剂吗？

五氧化二磷的吸水效力、吸水容量和吸水速度均较好，但不能反复使用且较贵。浓硫酸的吸水能力、吸水速度次于五氧化二磷，吸水容量大于五氧化二磷，价格较便宜，但使用时应注意安全，同时注意避免干燥碱性物质。变色硅胶的吸水能力大于硫酸次于五氧化二磷，而且使用方便、价廉，在105℃干燥后可再使用，实验室常用变色硅胶。无水氯化钙因其价廉、干燥能力强而被广泛应用。

● **思考与练习** ●

你能尝试写出干燥剂和水反应的方程式吗？

资料库 ■■■

变色硅胶

现在常用的变色硅胶是把氯化钴添加到硅胶中，利用氯化钴带结晶水后变色的原理。氯化钴在带结晶水的情况下是桃红色而烘干脱水后显蓝色。

使用时经过一段时间后，由于湿度的原因，变色硅胶吸潮后就会变色，由深蓝变为浅蓝或粉色。

将硅胶取出，倒入瓷制盘中，将变色硅胶放置到烘箱中烘烤，直至硅胶恢复到深蓝色时取出晾凉，再放入容器中继续使用。因此，应定期检查和还原变色硅胶的干燥性。

本章归纳与整理

一、活泼金属与非金属

1. 基本概念：焰色反应、硬水。

2. 卤素包括：氟（F）、氯（Cl）、溴（Br）、碘（I）。

卤素的基本性质：氧化还原性是卤族元素的主要特性。

卤素电负性较强，卤素原子较易获得一个电子形成氧化数为 -1 的化合物。

卤素单质熔点、沸点较低；单质颜色逐渐加深，氟为浅绿色，氯为黄绿色，溴为红棕色，碘为紫黑色；常温下，氟、氯为气体，溴为液体，碘为固体；卤素单质化学性质活泼，都是强氧化剂，单质分子的氧化能力从 F_2 到 I_2 依次降低，相应离子的还原能力依次增强，氧化能力强的卤素单质可以氧化它后面的卤离子。

3. 氯气和次氯酸盐有漂白和消毒作用。

$$Cl_2 + H_2O \Longrightarrow HCl + HClO$$

$$Cl_2 + 2NaOH == NaCl + NaClO + H_2O$$
$$2Cl_2 + 2Ca(OH)_2 == CaCl_2 + Ca(ClO)_2 + 2H_2O$$

4. 氯化钠、溴化钾、碘化钾鉴别：分别在上述三种试液中加入少量硝酸银试剂，有不同颜色卤化银沉淀生成。

5. 碱金属包括：锂（Li）、钠（Na）、钾（K）、铷（Rb）、铯（Cs）

　　碱土金属包括：铍（Be）、镁（Mg）、钙（Ca）、锶（Sr）、钡（Ba）

6. 常见金属化合物焰色反应：

钠——黄色　　　　钙——砖红色　　　钾——浅紫色　　　锶——洋红色

透过蓝色钴玻璃：钡——黄绿色　　　铜——绿色

二、几种常用的酸碱

1. 基本概念：酸、碱、酸碱指示剂。

2. 稀盐酸、稀硫酸、稀硝酸具有酸的通性。浓盐酸具有挥发性，浓硫酸具有吸水性、脱水性和强氧化性。浓硝酸具有强氧化性，易挥发，受热或见光分解。

3. 思考常见酸碱指示剂颜色变化的规律。

三、几种常用的氧化剂和还原剂

1. 基本概念：氧化剂、还原剂、氧化还原反应。

2. 常用的氧化剂有活泼的非金属单质卤素和氧气，H_2O_2、酸性 $KMnO_4$ 溶液、浓硫酸、硝酸、重铬酸钾和高价态的 Fe^{3+}、Sn^{4+}、Cu^{2+} 等。

常见的还原剂有活泼的金属单质和氢气、碳等非金属单质，Fe^{2+}、Sn^{2+}、Cu^+ 等离子和 H_2S、$Na_2S_2O_3$、SO_2、SO_3^{2-}、I^- 等。

3. 思考常见氧化剂与还原剂的基本性质。

四、几种常用的干燥剂

1. 基本概念：干燥剂。

2. 常用的干燥剂有三类：一类为酸性干燥剂，有浓硫酸、五氧化二磷、硅胶等；第二类为碱性干燥剂，有固体烧碱、石灰和碱石灰等；第三类是中性干燥剂，有无水氯化钙、无水硫酸镁等。

3. 变色硅胶放置到烘箱中烘干，由粉红色转变为蓝色就可以再生使用。

4. 使用干燥器时，应注意：开盖时应平推盖子，不要向上提起。搬动时，用双手拇指压住盖子，以防盖子滑落。存放较热物体时，应不时打开盖子，排出热空气，迅速关闭盖子。

5. 掌握操作：干燥器的使用，烘箱的使用。

第四章

认识化学反应

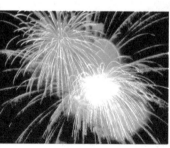 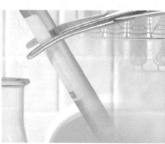 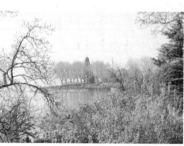 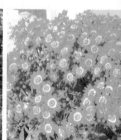

人类身体内及周围环境中时刻发生着形形色色的化学变化，如，食品烹制与消化过程；药物被人体吸收与作用过程；生物体的生长发育与衰亡过程等。有物质变化的地方必定发生着各种各样的化学反应。本章重点介绍化学反应的主要类型以及人们最关心的化学反应进行的快慢和反应进行的程度。

第一节 化学反应的类型及计算

通过本节的学习，你将会

1. 掌握各化学反应的类型及其特点；
2. 学会根据化学反应方程式进行计算；
3. 能够正确判断各物质中元素的化合价及其在反应中的变化；
4. 了解常用的氧化剂、还原剂。

一、酸碱中和反应

1. 酸碱中和反应

前面章节中学习了酸和碱的基本特点以及它们的物理性质和化学性质，认识了部分常见的强酸、弱酸和强碱、弱碱。

● 思考与讨论 ●

酸、碱分子结构各有什么特点呢？你能举出几种生活中遇到的含酸、碱的物质吗？指示剂遇到酸和碱以后是怎么变化的呢？

● 演示实验 ●

在烧杯中加入 10mL 稀盐酸，滴入 2 滴酚酞溶液，再用滴管慢慢滴入氢氧化钠稀溶液，并不断搅拌烧杯中的溶液，至溶液颜色由无色变为浅红色为止。

在上面的实验中发生了如下化学反应，并生成了氯化钠和水

$$HCl+NaOH\!=\!=\!=\!NaCl+H_2O$$

中和反应是酸和碱反应生成盐和水的反应。所有的酸与碱之间都能发生类似的中和反应。例如：

$$HAc+NaOH\!=\!=\!=\!NaAc+H_2O$$
醋酸　　　　　　　　　醋酸钠

$$H_2SO_4+2NH_3\cdot H_2O\!=\!=\!=\!(NH_4)_2SO_4+2H_2O$$
氨水　　　　　　　　硫酸铵

酸碱中和反应一般不发生外观变化，人们肉眼无法观察到反应进行的过程及反应完成时的状况，因此必须要借助于酸碱指示剂的帮助才能够确定中和反应何时完成。选择酸碱指示剂的原则，一般遵循指示剂的变色范围的酸碱性与中和反应生成产物的酸碱性相一致。常用酸碱指示剂见表4-1。

表 4-1　常用酸碱指示剂

名　　称	变色范围(pH)	颜色变化	配制方法
酚酞	8.0～10.0	无色→红色	0.1%的90%乙醇溶液
石蕊	5.0～8.0	红色→蓝色	一般做试纸
甲基橙	3.1～4.4	红色→黄色	0.05%的水溶液
甲基红	4.4～6.2	红色→黄色	0.1%的60%乙醇溶液
溴麝香草酚蓝	6.2～7.6	黄色→蓝色	0.1%的20%乙醇溶液

视野拓展 ▶▶▶

食物的酸碱性与人体的酸碱性

健康人的体液除胃液与女性阴道分泌液外都为弱碱性。血液是身体中含量最多的体液，正常血液 pH 值大约在 7.35～7.45。正常体液有利于身体的细胞生存，有利于各组织器官的协调运作，使其各司其职，发挥最大功效，使人健康不易得病，就算偶尔得病也容易痊愈。当人的血液 pH 值长期小于 7.35 时即成为酸性体质。据统计，我国 70% 的人体质呈酸性；所有的肿瘤病人都是酸性体质；80% 的糖尿病人是酸性体质。在酸性体液环境中，人体免疫系统功能下降，常会感到身体疲乏、记忆力减退、腰酸腿痛、四肢无力、头昏、耳鸣、睡眠不实、失眠、腹泻、便秘等，酸性体质是个亚健康问题，更是一些严重疾病如痛风、高血压、高血脂症、癌症等的发病条件。造成体质酸化的原因除了运动不足（经常运动多出汗，可帮助排除体内多余的酸性物质）；过重的心理负担（当精神压力得不到释放的时候会导致体质的酸性化）；生活不规律（熬夜的人易使体质变酸）外，更重要的原因是不良饮食习惯造成的饮食结构不合理。

一般我们将食物分为酸性食物、碱性食物和中性食物。食品的酸碱性与其本身的 pH 值无关（味道是酸的食品不一定是酸性食品），主要是以食品经过消化、吸收、代谢后，最后在人体内变成酸性或碱性的物质来界定。食物含硫（S）、磷（P）、氯（Cl）元素较多的，在人体内代谢后产生硫酸、盐酸、磷酸和乳酸等，它们是人体内酸性物质的来源；食物含钙（Ca）、钾（K）、钠（Na）、镁（Mg）元素较多，在体内代谢后可变成碱性物质。家庭饮食一定要注意酸、碱食物的合理搭配，科学饮食的酸碱食物比例应为 1：3，以免造成机体酸碱平衡失调。常见食品的酸碱性如下：

1. 强酸性食品：蛋黄、乳酪、白糖、西点、柿子、乌鱼子、柴鱼等。
2. 中酸性食品：火腿、熏肉、鸡肉、猪肉、鳗鱼、牛肉、面包、小麦、奶油等。
3. 弱酸性食品：白米、花生、啤酒、油炸豆腐、海苔、文蛤、章鱼、泥鳅。

4. 弱碱性食品：红豆、萝卜、苹果、甘蓝菜、洋葱、豆腐等。

5. 中碱性食品：大豆、番茄、香蕉、橘子、番瓜、草莓、蛋白、柠檬、菠菜等。

6. 强碱性食品：葡萄、茶叶、葡萄酒、海带芽、海带、天然绿藻等。茶类不宜过量，最佳饮用时间为早上九点至十一点。

2. 酸碱中和反应的计算

根据质量守恒定律即**参加化学反应的各物质的质量总和等于反应后生成的各物质的质量总和**。在酸碱中和反应过程中，参加反应的酸与碱中各离子之间重新组合生成了盐和水。因此，可以依据配平后的化学反应方程式，计算投入一定量的酸与碱最多可以产生多少盐和水；或生产一定量盐最少需要多少原料的酸与碱。通过计算加强生产的计划性并合理地利用资源。

【例题 4-1】 完全中和 10g 4.9% 的硫酸溶液需要 10% 的氢氧化钠溶液多少克？

解　（1）设未知量　　　　　　设：中和 10g 4.9% 的硫酸需要 10% 氢氧化钠 x（g）。

（2）写出反应的化学方程式　　$H_2SO_4 + 2NaOH \Longrightarrow Na_2SO_4 + 2H_2O$

（3）写出相关物质的相对分子　　　98　　　　　2×40
　　　质量和已知量、未知量　　　$10 \times 4.9\%$　$10\% x$

（4）列出比例式，求解

$$\frac{98}{10 \times 4.9\%} = \frac{2 \times 40}{10\% x}$$

$$x = \frac{10 \times 4.9\% \times 2 \times 40}{98 \times 10\%} = 4(g)$$

（5）简明写出答案　　　　　　答：中和 10g 4.9% 的硫酸需要 4g 10% 的氢氧化钠。

【例题 4-2】 500mL 质量分数为 36%、密度为 $1.19g/cm^3$ 的浓盐酸与足量的氢氧化钠反应可产生多少克的氯化钠？

解　设：可产生 x（g）的氢氧化钠

$$HCl + NaOH \Longrightarrow NaCl + H_2O$$

　　36.5　　　　　　　58.5
$1.19 \times 500 \times 36\%$　　　　x

$$\frac{36.5}{1.19 \times 500 \times 36\%} = \frac{58.5}{x}$$

$$x = \frac{1.19 \times 500 \times 36\% \times 58.5}{36.5} = 343.3(g)$$

答：可生产 343.3g 氯化钠。

在中和反应中，由于反应物和生成物都是在水溶液中进行，因此利用反应方程式计算时只需考虑参加反应的反应物溶质的量与生成物溶质的量。

二、沉淀反应

物质在水中扩散的过程称为溶解。 各种物质在水中的溶解度是不同的，当溶液的浓度大于溶解度时，溶质即从溶液中结晶出来而形成沉淀。溶解度越小的物质在水溶液中越容易形成沉淀。通常把在室温（20℃）时溶解度在 10g 以上的叫**易溶物质**；溶解度大于 1g 的叫**可溶物质**；溶解度小于 1g 的叫**微溶物质**；溶解度小于 0.01g 的叫**难溶物质**。

● 思考与讨论 ●
试尽量多地列举出在水溶液中易形成沉淀的化学物质。它们都是什么颜色的沉淀?

两种溶液相互作用生成不溶性产物的反应称为沉淀反应。一般沉淀反应反应速率都比较快，生成的产物有难溶物质。如:

$$CaCl_2 + Na_2CO_3 = CaCO_3 \downarrow + 2NaCl$$
（白色）

$$CuSO_4 + 2NaOH = Cu(OH)_2 \downarrow + Na_2SO_4$$
（蓝色）

$$AgNO_3 + KCl = AgCl\downarrow + KNO_3$$
（白色）

视野拓展 ▶▶▶

人体结石的形成与类型

人体一部分结石是人体代谢系统异常而引起钙、磷的化合物沉淀结晶形成的，如牙结石、肾结石、涎石等。也有其他因素或病变引起的结石，如鼻腔结石、胃结石、肝胆结石、泌尿系统结石。身体各部分器官的结石大如鸡蛋，小如小米。颜色有灰色、褐色、橄榄绿色等。外形有黄豆形、鹿角形、泥砂形、核桃形等。

动物中牛胆囊的结石是一味珍贵的中药——牛黄。

在自然界及工业生产中有沉淀生成的化学反应类型非常多。如何正确分离、提取产生的沉淀，计算反应产生沉淀的质量是工作中的重要环节。

【例题 4-3】 某学生完成制备二氧化碳的实验后，对回收的盐酸和氯化钙溶液进行以下实验：取 40mL 该溶液至烧杯中，逐滴滴入溶质质量分数为 13.8% 的 K_2CO_3 的溶液。当滴入 10g K_2CO_3 溶液后溶液开始出现沉淀，继续滴加 K_2CO_3 溶液 10g 至沉淀完全，经称量为 2g。求：①所取 40mL 溶液中盐酸和氯化钙的质量；②实验结束后，将烧杯中的物质蒸干，得到固体的质量。

解 设：40mL 溶液中所含 HCl 和 $CaCl_2$ 的质量分别为 x、y，K_2CO_3 和 HCl 反应生成的 KCl 的质量为 m，K_2CO_3 与 $CaCl_2$ 反应生成的 KCl 的质量为 n。

① $K_2CO_3 + 2HCl = 2KCl + H_2O + CO_2 \uparrow$

$\qquad$ 138 $\qquad$ 73 $\qquad$ 149

$\qquad$ $10 \times 13.8\%$ $\quad$ x $\qquad$ m

$$\frac{138}{10 \times 13.8\%} = \frac{73}{x}$$

$$x = \frac{73 \times 10 \times 13.8\%}{138} = 0.73(g)$$

$$\frac{138}{10 \times 13.8\%} = \frac{149}{m}$$

$$m = \frac{149 \times 10 \times 13.8\%}{138} = 1.49(g)$$

② $K_2CO_3 + CaCl_2 = CaCO_3 \downarrow + 2KCl$

$\qquad$ 111 $\qquad\qquad$ 100 $\qquad$ 149

$\qquad$ y $\qquad\qquad$ 2 $\qquad$ n

$$\frac{111}{y} = \frac{100}{2}$$

$$y = \frac{2 \times 111}{100} = 2.22(g)$$

$$\frac{100}{2} = \frac{149}{n}$$

$$n = \frac{2 \times 149}{100} = 2.98(g)$$

实验结束后，形成的 KCl、$CaCO_3$ 的质量为 1.49g＋2.98g＋2g＝6.47g

答：40mL 溶液中盐酸和氯化钙的质量分别为 0.73g，2.22g。实验结束后，将烧杯中的物质蒸干，得到固体的质量为 6.47g。

三、氧化-还原反应

1. 氧化-还原反应

在初中化学最初的概念中氧化是指与氧结合的反应，还原是指物质失去氧的反应。分析氢气与氧化铜的反应，氧化铜失去氧变成单质铜，发生了还原反应。但进一步分析我们又可以发现，在这个化学变化中，氢气得到了氧化铜中的氧生成了水，发生了氧化反应。像这样两个截然相反的过程在一个反应中同时发生。**一种物质被氧化，另一种物质被还原的反应，称为氧化-还原反应。**进一步我们可以发现，在同一个化学反应中有一种物质被氧化则必然有另外一种物质被还原。

$$CuO + H_2 \xrightarrow{\text{加热}} Cu + H_2O$$

● **思考与讨论** ●

以下三个化学反应方程式中各种元素的化合价在反应前后有无变化？氧化-还原反应与化合价变化有什么关系？

$$2Fe_2O_3 + 3C \xrightarrow{\text{高热}} 4Fe + 3CO_2 \uparrow$$

$$CuO + H_2 \xrightarrow{\text{加热}} Cu + H_2O$$

$$CuSO_4 + BaCl_2 === CuCl_2 + BaSO_4 \downarrow$$

在以上化学反应方程式中，除第三个反应外，其他两个反应均为氧化还原反应，它们中一些元素的化合价在反应前后发生了变化，我们将物质所含元素的化合价降低的反应称为**还原反应**，将物质所含元素的化合价升高的反应称为**氧化反应**。观察以下反应：

$$Fe + CuSO_4 === Cu + FeSO_4$$

$$2KClO_3 \xrightarrow[\text{加热}]{MnO_2} 2KCl + 3O_2 \uparrow$$

上面化学反应中，虽然没有发生元素与氧的结合等典型变化，但反应前后一些物质元素的化合价也发生了升高或降低，因此并不认为得氧或失氧的反应才是氧化还原反应，而认为**凡是物质所含元素化合价有升降的反应称为氧化-还原反应。**

在学过的化学反应中还存在着其他类型的反应，如：

$$CuSO_4 + BaCl_2 === CuCl_2 + BaSO_4 \downarrow$$

$$HCl + NaOH === NaCl + H_2O$$

在这些反应中，物质的化合价在反应发生前后没有任何变化，因此以反应物变为生成物过程是否发生化合价变化而将化学反应分为两类，一类是元素的化合价有变化的反应，为氧化-还原反应。另一类是元素化合价没有变化的反应即**非氧化还原反应**。

● **思考与讨论** ●
讨论化合反应、分解反应、置换反应、复分解反应是否属于氧化还原反应。请分别说明理由。

氧化-还原反应发生的本质是：由于化学反应是反应物原子结合力被打破从而互相结合成为新的化合物。在结合过程中原子核外的电子（特别是最外层电子）发生了转移，有些原子核外电子增加，另一些原子的核外电子则减少，从而引起元素的化合价在化学反应变化前后的升高或降低。如，用箭头表示钠与氯气反应化合价的变化：

化合价升高，氧化反应

$$2Na^0 + Cl_2^0 == 2Na^{+1}Cl^{-1}$$

化合价降低，还原反应

反应物钠原子最外层有 1 个电子，氯原子最外层有 7 个电子，反应发生后，钠原子失去 1 个电子，成为钠离子，化合价升高发生氧化反应。氯原子得到 1 个电子，成为氯离子，化合价降低发生还原反应。整个反应电子由钠原子转移给氯原子。

$$Na\ (+11)\ 2\ 8\ 1 \Longrightarrow Na^+\ (+11)\ 2\ 8$$

$$Cl\ (+17)\ 2\ 8\ 7 \Longrightarrow Cl^-\ (+17)\ 2\ 8\ 8$$

用箭头表示钠与氯气反应得失电子的情况：

失去 2e

$$2Na^0 + Cl_2^0 == 2Na^{+1}Cl^{-1}$$

得到 2e

在离子化合物里，元素化合价的数值就是这种元素的一个原子得失电子的数目。由于电子带负电，因此失去电子的原子就带正电，这种元素的化合价就是正价。得到电子的原子带有负电，这种元素的化合价是负价。如氯化钠中钠离子与氯离子。

但是也有一些反应，如氯气与氢气的反应，生成的氯化氢是共价化合物，分子中没有电子的得失，只是共用电子对靠近氯原子而远离氢原子。

$$H_2^0 + Cl_2^0 == 2H^{+1}Cl^{-1}$$

此反应氯的化合价从 0 价变为 -1 价，化合价降低、被还原；氢的化合价从 0 价变为 +1 价，化合价升高、被氧化；因此它们发生的仍然是氧化还原反应。

总之，在化学反应中只要发生电子的转移，无论电子得失还是电子对偏移，此化学变化就属于氧化-还原反应。在氧化-还原反应中同时存在两部分变化，其中元素化合价升高、失电子（电子对偏离）的物质发生的是氧化反应；而元素化合价降低、得电子（电子对偏向）的物质发生的是还原反应。

2. 氧化剂与还原剂

在氧化-还原反应中，凡能得到电子（电子对偏向），元素化合价降低的物质，称为氧化剂；凡能失去电子（电子对偏离），元素化合价升高的物质，称为还原剂。氧化剂能使其他物质氧化，而本身被还原；还原剂能使其他物质还原，而本身被氧化。氧化-还原反应中，电子是从还原剂转移到氧化剂，在还原剂被氧化的同时氧化剂被还原。

$$\overset{1e \times 2}{\overbrace{}}$$

$$Cu^{+2}O + H_2^0 \xrightarrow{加热} Cu^0 + H_2^{+1}O$$

被还原　　被氧化
氧化剂　　还原剂

$$\overset{1e \times 10}{\overbrace{}}$$

$$2KMn^{+7}O_4 + 5H_2O_2^{-1} + 3H_2SO_4 == 2Mn^{+2}SO_4 + K_2SO_4 + 5O_2^0\uparrow + 8H_2O$$

被还原　　被氧化
氧化剂　　还原剂

氧化-还原反应中由于氧化剂在化学反应中有关元素的化合价降低，而还原剂有关元素的化合价升高，因此元素化合价容易降低的物质常作为氧化剂，而元素化合价容易升高的物质常作为还原剂。常见的氧化剂和还原剂见表 4-2。

表 4-2　常见氧化剂、还原剂

常见氧化剂			
类　别	氧化剂	还原产物	元素化合价变化
元素化合价较高的含氧化合物	$KMnO_4$	Mn^{2+}	$+7 \rightarrow +2$
	$K_2Cr_2O_7$	Cr^{3+}	$+6 \rightarrow +3$
	H_2SO_4	$SO_2\uparrow$	$+6 \rightarrow +4$
	HNO_3	NO_2 或 NO	$+5 \rightarrow +4$ 或 $+2$
高价金属离子	Fe^{3+}	Fe^{2+}	$+3 \rightarrow +2$
	Sn^{4+}	Sn^{2+}	$+4 \rightarrow +2$
活泼非金属	O_2	O^{2-}	$0 \rightarrow -2$
	Cl_2	Cl^-	$0 \rightarrow -1$
常见还原剂			
类　别	还原剂	氧化产物	元素化合价变化
活泼金属	Na	Na^+	$0 \rightarrow +1$
	Al	Al^{3+}	$0 \rightarrow +3$
	Fe	Fe^{2+}	$0 \rightarrow +2$
一些非金属	H_2	H^+	$0 \rightarrow +1$
	C	CO_2	$0 \rightarrow +4$
低价金属离子	Fe^{2+}	Fe^{3+}	$+2 \rightarrow +3$
	Sn^{2+}	Sn^{4+}	$+2 \rightarrow +4$

氧化-还原反应广泛存在于生产、生活中，有些反应是人们需要的，有些反应则是人们不希望发生的。如钢铁的锈蚀与防腐；各种金属的冶炼；物质的燃烧与爆炸；食物的腐烂与变质；一些药品在空气中的变质等。

思考与复习

1. 下列不能发生复分解反应的是（　　　）。

①　碳酸钙与盐酸　　　　　②　硝酸钾溶液与氯化钠溶液

③　氯化钡溶液与硫酸　　　④　盐酸与氢氧化钠溶液

2. 下列属于沉淀反应的是（　　）。

① 氯酸钾分解生成氧气　　　　　② 锌片与盐酸反应生成氢气

③ 硫酸与氢氧化钡反应　　　　　④ 氧化铜在高温下与碳反应

3. 下列不属于氧化–还原反应的是（　　）。

① 金属铁与盐酸反应　　　　　　② 水电解生成氢气和氧气

③ 氯化钡溶液与稀硫酸反应　　　④ 天然气燃烧生成二氧化碳与水

4. 在下列反应中，还原剂是（　　）。

$$2CuO + C \xrightarrow{\text{高温}} 2Cu + CO_2 \uparrow$$

① CuO　　　　② C　　　　③ Cu　　　　④ CO_2

5. 下列化学反应的氧化剂是（　　）。

$$WO_3 + 3H_2 \xrightarrow{\text{高温}} W + 3H_2O$$

① WO_3　　　　② H_2　　　　③ W　　　　④ H_2O

6. 配平下列方程式，并指出各反应中的氧化剂和还原剂。

① $Fe_3O_4 + C = Fe + CO_2$

② $C_3H_8 + O_2 = CO_2 + H_2O$

③ $KMnO_4 + H_2O_2 + H_2SO_4 = MnSO_4 + K_2SO_4 + O_2 + H_2O$

④ $C_2H_5OH + O_2 = CO_2 + H_2O$

7. 10g 氢氧化钠溶液与 27g 质量分数为 5% 的氯化铜溶液恰好完全反应，试计算生成氢氧化铜沉淀的质量？

8. 为测定长期暴露在空气中的苛性钠样品的纯度，将样品配成溶液，取其 1/2，加入适量的硝酸钡溶液，完全反应生成白色沉淀，经过滤、洗涤、干燥、称量为 1.97g，滤液加入酚酞显红色，再向其中加入 50g 质量分数为 19.6% 的稀硫酸后，溶液恰好为中性，试求原样品中所含苛性钠的质量及其质量分数。

第二节　化学反应的速率及影响

通过本节的学习，你将会

1. 掌握化学反应速率的概念；
2. 学会通过改变浓度、温度、催化剂等条件来改变化学反应的速率。

一、化学反应的速率

前面我们讨论了几种主要化学反应的类型，而在实际生产、生活中，一个具体的化学反应发生时，人们最关心的问题是什么呢？

● 思考与解释 ●

举例说明，在我们日常生活和化学实验中，为什么有的化学反应进行得很快，有的进行得很慢；化学反应进行的快慢对我们有什么影响？

在各种各样的化学反应中，反应进行的快慢各不相同。快的有如瞬间完成的爆炸反应和酸碱中和反应；而另一些反应则非常缓慢，它需要几小时、几天甚至若干年，如食物的腐烂、钢铁的锈蚀等。

视野拓展 ▶▶▶

化学反应进行的快、慢是一个相对而言的定性结论，而实际工作中需要对化学反应的快与慢进行定量的测定。我们用化学反应的速率表示化学反应的快慢。**化学反应的速率通常用单位时间内反应物浓度的减少或生成物浓度的增加来表示。** 物质浓度的单位是 mol/L，时间单位是根据反应的快慢用秒（s）、分（min）、小时（h）表示，化学反应速率的单位相应为 mol/(L·min) 或 mol/(L·s)。

［例］某反应物的浓度是 2mol/L，经过 2min 后，测得反应物浓度为 1.6mol/L，计算此化学反应的速率。

解　已知　$c_1 = 2mol/L$；$c_2 = 1.6mol/L$　　　$t_2 - t_1 = 2min$

$$\bar{V} = \frac{c_1 - c_2}{t_2 - t_1} = \frac{2 - 1.6}{2} = 0.2[mol/(L \cdot min)]$$

由于当其他条件不变时，随着反应的不断进行，反应物的浓度不断减少，生成物不断增加，反应速率每一瞬间都在发生着变化，因此以上方法计算的是反应 2min 时间内反应的平均速率为 0.2mol/(L·min)。

二、影响化学反应速率的因素

● 活动与探究 ●
根据各实验方案操作，完成各记录表格。

【实验4-1】　反应物浓度对反应速率的影响

取两只 25mL 的小烧杯，一只烧杯中加入 30% 的 H_2O_2 5mL 及 2g/L 的淀粉溶液 5mL，另一只烧杯中加入 5% 的 H_2O_2 5mL 及 2g/L 的淀粉溶液 5mL。再同时向两烧杯中加入 0.1mol/L 的 KI 溶液 10mL（加时速度要快并不断搅拌），观察哪一只烧杯中先出现蓝色。实验现象记录在表 4-3。

$$2KI + H_2O_2 === 2KOH + I_2$$

表 4-3　反应物浓度对反应速率的影响

H_2O_2 的浓度	实 验 现 象
30% 的 H_2O_2	
5% 的 H_2O_2	

从以上实验可以得出结论：一定条件下，反应物浓度越大，则化学反应的速率越快。

【实验4-2】　反应物温度对反应速率的影响

取三支大小相同的试管，每支试管中加入 5% 的 H_2O_2 溶液 3mL，再分别加入 2 滴 1mol/L 的 $FeCl_3$ 溶液。当三支试管中出现气泡时，将其中一支试管插入盛有 5℃ 左右冷水的烧杯中，另一支插入 40℃ 左右热水的烧杯中，最后一只仍然放置常温下。观察出现气泡的快慢，并记录（表 4-4）；用带火星的火柴梗检验放出的气体。

表 4-4　反应物温度对反应速率的影响

反应温度	实验现象
常温下	
冷水中	
热水中	

以上实验表明：升高温度，化学反应的速率增加；降低温度，则化学反应的速率会减小。大量实验与研究发现，温度每升高 10℃，化学反应的速率一般增加 2～4 倍，所以常用加热的方法来加快化学反应的速率。同时有些药物和试剂特别是生物制剂，在常温与高温下易变质，需要冷藏保存。

【实验4-3】　催化剂对反应速率的影响

在三支试管中各加入 5％的 H_2O_2 溶液 3mL，再向其中的两只试管中分别加入 2 滴 1mol/L $FeCl_3$ 溶液和新鲜猪肝脏浸液，观察现象并与第三只试管比较。实验现象记录在表 4-5 中。

表 4-5　催化剂对反应速率的影响

催化剂	实验现象
加入 $FeCl_3$ 溶液	
加入新鲜猪肝脏浸液	
未加其他试剂	

以上实验中 $FeCl_3$ 溶液和新鲜猪肝脏浸液都是催化剂，**这种因催化剂的存在而使反应速率发生变化的现象称为催化作用。有些催化剂能加快反应速率，称为正催化剂。有些催化剂却能使反应速率降低，称为负催化剂。**

影响化学反应速率的最主要因素是化学物质的本性。 外部因素除了浓度、温度、催化剂影响化学反应速率外，有气体参加的化学反应，由于气体压力的变化会直接影响气体的浓度，因此也会对反应速率有影响。

● **思考与讨论** ●
1. 在固体物质发生反应之前，我们常常要将其研碎。为什么？
2. 试列举出你所知道的催化剂。
3. 试从影响化学反应速率的角度，解释为什么要把食物放到冰箱保存。

视野拓展 ▶▶▶

神奇的生物催化剂——酶

生物酶是由活细胞合成的一种具有催化活性的蛋白质，是动物、植物、微生物体内特有的催化剂。它的主要作用就是加快化学反应速率。酶区别于普通催化剂的特性是：①高催化效率，比一般催化剂的效率高 100～1000 倍；②具有专一性，例如淀粉酶和脂肪酶，只分别催化淀粉和脂肪溶解；③不稳定性及活性在体内可受到调节。酶对高温、高压、紫外线及强碱强酸、重金属离子的影响很敏感，动物体内的酶最适温度在 35～40℃之间，植物体内的酶最适温度在 40～50℃之间；细菌和真菌体内的酶最适温度差别较大，有的酶最适温度可高达 70℃。动物体内的酶最适 pH 大多在 6.5～8.0 之间，但也有例外，如胃蛋白酶的最适 pH 为 1.5，植物体内的酶最适 pH 大多在 4.5～6.5 之间。酶的这些性质使细胞内错综复杂的物质代谢过程能有条不紊地进行，使物质代谢与正常的生理机能互相适应。若因遗传缺陷造成某个酶缺损，或其他原因造成酶的活性减弱，均可导致该酶催化的反应异常，使物质代谢紊乱，甚至发生疾病，因此酶与医学的关系十分密切。

酶的应用主要集中于食品工业，轻工业以及医药工业中。比如说，现在我们使用的洗涤剂，大部分是加酶的，其去污力大大加强了。在制造奶酪、嫩肉粉、水解淀粉、酿造啤酒中，酶制剂都可以得到直接的应用。固定酶还可以治疗先天性缺酶病或是器官缺损引起的某些功能的衰竭等。

思考与复习

1. 请正确填写下表

影响反应速率的因素	影响结果	举例说明
反应物颗粒大小		
反应物浓度		
反应温度		
催化剂		

2. NO 和 CO 都是汽车尾气中的有害物质，它们能缓慢地反应生成氮气与二氧化碳。对该反应，下列叙述正确的是（   ）。

A. 使用适当的催化剂不改变反应速率

B. 降低压力能提高反应速率

C. 升高温度能提高反应速率

D. 改变浓度对反应速率无影响

3. 决定化学反应速率的主要因素是（   ）。

A. 反应物的浓度　　　　　　B. 反应物的温度

C. 使用催化剂　　　　　　　D. 反应物的性质

4. 0.2mol/L 的盐酸 20mL 与一块石灰石反应，下列措施不能提高反应速率的是（   ）。

A. 加入 0.1mol/L 盐酸 30mL　　B. 将石灰石研成粉末

C. 加入 10mL 水　　　　　　　D. 加入 1mol/L 盐酸 10mL

5. 下列措施可明显增加反应速率的是（   ）。

A. Fe 与稀硫酸反应制备氢气时改用浓硫酸

B. 0.1mol/L 的 NaOH 与 0.1mol/L HCl 中和反应时改为 0.2mol/L HCl

C. Mg 条在空气中点燃改为在氧气中点燃

D. Na 与水反应时增大水的用量

6. 对于化学反应 $2NO + O_2 \xrightarrow{\quad\quad} 2NO_2$，请尽可能多地找出能够加快化学反应速率的方法。

第三节　化学反应的限度

通过本节的学习，你将会

1. 了解可逆反应和化学平衡的概念；
2. 知道化学反应达到平衡时的特点；
3. 根据浓度、温度、压力的变化，判断化学平衡移动的方向。

一、可逆反应中的化学平衡

● 思考与解释 ●

一个化学反应在实际进行时，反应物是否会按照化学方程式中的计量关系完全转变成产物？

对于不同类型的化学反应，当我们讨论了化学反应的快慢后，进一步讨论反应进行的程度。一定条件下，不同化学反应进行的程度是很不相同的。有些反应进行之后反应物几乎完全变成了生成物，如燃烧与爆炸反应、强酸强碱的中和反应。但大多数反应进行到一定程度即达到平衡状态，此时还剩下不少反应物。如高炉炼铁的主要反应为：

$$Fe_2O_3 + 3CO \rightleftharpoons 2Fe + 3CO_2$$

从高炉中出来的气体中，不仅有 CO_2，而且还有不少 CO 气体。一百多年前人们推测是由于 CO 气体与矿石接触的时间不够而使反应进行得不够完全，因此投入大量资金，希望通过改造高炉、加高炉身从而提高 CO 气体的利用率。但事与愿违。通过理论研究发现，此反应是不可能进行到底的，废气中含有未消耗完的 CO 气体是不可避免的。

1. 可逆反应

一定条件下，有些化学反应可以不断进行，直到反应物完全变成生成物为止。如：

$$2KClO_3 \xrightarrow[\text{加热}]{MnO_2} 2KCl + 3O_2 \uparrow$$

氯酸钾加热反应后全部分解成氯化钾和氧气。但目前还不能将氯化钾和氧气直接加热制备成氯酸钾。因此我们将这种单向进行的反应称为"不可逆反应"。

另一些反应，在同一条件下，反应物能生成生成物，生成物也能再反应重新生成反应物，两个相反方向的反应同时进行。如工业合成氨气的反应

$$N_2 + 3H_2 \longrightarrow 2NH_3$$
$$2NH_3 \longrightarrow N_2 + 3H_2$$

这种**在同一条件下，既能向正反应方向进行，同时又能向逆反应方向进行的反应称为可逆反应**。为表示反应的可逆性，在化学反应方程式中用两个相反箭头的符号表示，上述方程式可以表示为

$$N_2 + 3H_2 \underset{\text{逆反应}}{\overset{\text{正反应}}{\rightleftharpoons}} 2NH_3$$

通常将从左向右进行的反应称为**"正反应"**，从右向左进行的反应称为**"逆反应"**。研究表明很多化学反应都有可逆性，只是可逆的程度有很大差别。如：

$$CO + H_2O \rightleftharpoons CO_2 + H_2$$
$$NaOH + HAc \rightleftharpoons NaAc + H_2O$$

● 思考与解释 ●
氢气在氧气中燃烧生成水与水在电流作用下电解出氢气与氧气，是否属于可逆反应？

2. 化学平衡

可逆反应的特点是：在密闭环境下，反应不能进行到底。因为反应刚开始进行时，正反应速率大于逆反应速率，但随着反应的不断进行，反应物浓度下降，使正反应速率减慢，而生成物的浓度不断上升，逆反应速率增大，当反应进行到一定程度时正反应速率与逆反应速率相等（图4-1），反应物的浓度与生成物的浓度不再改变。

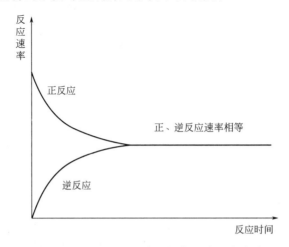

图 4-1　可逆反应的反应时间与反应速率关系

在可逆反应中，正反应速率等于逆反应速率的状态称为"化学平衡"。化学平衡状态是可逆反应达到的特殊状态，是在给定条件下化学反应所能达到的最大限度；也是在此条件下反应物达到的最大转化率。反应达平衡时，只要条件不变，体系中反应物、生成物的浓度将保持不变。

● 思考与解释 ●
化学反应在一定条件下达到平衡时，反应停止了吗？

二、化学反应条件的控制

任何可逆反应在给定条件下都有反应最大限度。但在生产生活中，人们总是希望促进有利的化学反应，即尽可能地提高反应原料的转化率；抑制有害的化学反应，减少有害物质的产生。

化学反应的限度首先取决于化学反应的本性，其次由于化学平衡是有条件的，当条件（如温度、压力、浓度等）发生变化，平衡就被破坏。新条件下就会形成新的化学平衡，同时反应的限度也发生了变化。这种**因反应条件改变而造成的一个平衡状态向另一个平衡状态**

转化的过程，称为化学平衡的移动。

● 活动与探究 ●

根据实验方案操作，完成相应表格。

【实验4-4】 浓度对化学平衡的影响

在一支试管中将 0.1mol/L 氯化铁（$FeCl_3$）和硫氰化钾（KSCN）溶液混合均匀，将生成的红色混合液分盛四只试管中，在第一支中滴加少量 0.1mol/L 氯化铁溶液，在第二支试管中滴加少量 0.1mol/L KSCN 溶液，第三支试管中加入少量固体 KCl，第四支为对照组。比较各试管发生的变化，并记录于表 4-6。

$$FeCl_3 + 6KSCN \rightleftharpoons K_3[Fe(SCN)_6] + 3KCl$$
$$(血红色)$$

表 4-6　浓度对化学平衡的影响

操　　作	实 验 现 象
① 加入少量 0.1mol/L $FeCl_3$ 溶液	
② 加入少量 0.1mol/L KSCN 溶液	
③ 加入少量固体 KCl	
④ 对照组	

平衡形成后，当其他条件不变时，增加反应物浓度（或降低生成物浓度），平衡向增加生成物方向移动；增加生成物浓度（或降低反应物浓度），平衡向增加反应物方向移动。工业生产或实验室中往往采用价格便宜、货源广泛的原料过量加入或不断转移走生成物的方法，来提高价格昂贵原料的转化率。

【实验4-5】 温度对化学平衡的影响

取三个封闭玻璃球，玻璃球中封有 NO_2 和 N_2O_4 的混合气体，将其中一只玻璃球浸入盛有热水的烧杯中，另一只玻璃球浸入盛有冰水的烧杯中，第三只玻璃球为对照。几分钟后观察并比较玻璃球的颜色变化，并记录于表 4-7。

$$2NO_2 \rightleftharpoons 4N_2O_4（放热）$$
$$(红棕色)　　　(无色)$$

表 4-7　温度对化学平衡的影响

操　　作	实 验 现 象
① 玻璃球浸入热水	
② 玻璃球浸入冰水	
③ 对照组	

物质发生化学反应时往往伴随着放热和吸热的现象。放出热量的反应称为**放热反应**；吸收热量的反应称为**吸热反应**。对于一个可逆反应，如果正反应是放热反应则逆反应就是吸热反应，且放出与吸收的热量相等。如：

$$NaOH + HAc \rightleftharpoons NaAc + H_2O（放热）$$

在其他条件不变时，升高温度，有利于吸热反应，平衡向吸热反应方向移动；降低反应温度，有利于放热反应，平衡向放热反应方向移动。

压力的变化对没有气体参与的液态反应和固态反应的平衡影响不大，因压力对液体和固体的体积的影响极小。但对有气体参加的反应，改变压力对平衡是有影响的。当可逆反应达平衡且其他条件不变时，如果反应物与生成物两边气体分子数不相等，则增加压力，平衡向气体分子数减小的方向移动；降低压力，平衡向气体分子数增多的方向移动。相反，如果反应物与生成物两边气体分子数相等，则改变压力，化学平衡不会发生移动。

● 思考与讨论 ●

增加压力时，下列化学平衡会发生移动吗？

$$2NO + O_2 \rightleftharpoons 2NO_2$$

$$CO + H_2O \underset{500℃}{\rightleftharpoons} CO_2 + H_2$$

催化剂由于同样地增加正反应和逆反应的速率，因此对化学平衡没有影响，不能提高原料的转化率，但可以提高反应速率、缩短生产周期。

思考与复习

1. 结合所学知识提出提高燃煤效率的各种方法。

2. 下面是工业制备硫酸中一步重要的正向放热化学反应，只改变一个条件后，根据要求填写下表：

$$2SO_2 + O_2 \rightleftharpoons 2SO_3$$

序　号	改变条件	生成 SO_3 的速率变化	生成的 SO_3 转化率变化
1	升高温度		
2	降低温度		
3	增大氧气浓度		
4	使用催化剂		
5	压缩气体体积		

3. 在下述正向为放热的反应达到平衡时，

$$2NO + O_2 \rightleftharpoons 2NO_2$$

采取①增加压力；②增加氧气浓度；③减少 NO_2 的浓度；④升高温度；⑤加入适当催化剂，则反应平衡是否会被破坏？如果破坏，平衡将向什么方向移动？

4. 在下列化学平衡中，如果降低温度，增加压力，平衡分别向哪个方向移动？

$$N_2 + O_2 \rightleftharpoons 2NO \quad 吸热$$

$$2SO_2 + O_2 \rightleftharpoons 2SO_3 \quad 放热$$

$$C + CO_2 \rightleftharpoons 2CO \quad 吸热$$

本章归纳与整理

一、化学反应的类型

1. 中和反应是酸和碱作用生成盐和水的反应。

2. 沉淀反应是两种溶液相互作用生成不溶性产物的反应。

3. 氧化-还原反应是物质所含元素化合价有升降的反应。氧化-还原反应的本质是有电子转移（电子得失或电子偏移）。

4. 在氧化–还原反应中氧化剂得到电子（或电子对偏向），元素化合价降低，被还原；还原剂失去电子（或电子对偏离），元素化合价升高，被氧化。

5. 质量守恒定律是参加化学反应的各物质质量总和，等于反应后生成的各物质的质量总和。质量守恒定律是表示各反应物、各生成物之间的质量关系。

二、化学反应的速率

1. 化学反应速率通常用单位时间内反应物浓度的减少或生成物浓度的增加来表示。

2. 影响化学反应速率的因素有内因和外因，其中，**内因**主要为物质内部结构及化学反应的本性。

外因主要为：

① **浓度**　一定条件下，反应物浓度越大，则化学反应的速率越大。

② **压力**　压力只对有气体参加的化学反应的速率有影响。增加气体压力，使气体浓度升高，从而提高化学反应速率。

③ **温度**　升高温度，则化学反应的速率增加；降低温度，则化学反应的速率会减小。

④ **催化剂**　在化学反应中加入正催化剂可提高化学反应速率；加入负催化剂可降低化学反应速率。

三、化学反应的限度

1. 可逆反应。在一定条件下，一个反应既可按反应方程式从左向右进行（正反应），也可从右向左进行（逆反应），这便叫做反应的可逆性。

2. 化学平衡。一定条件下在可逆反应中，正反应速率等于逆反应速率时的状态。

3. 化学平衡的移动。因反应条件改变而造成的一个化学平衡状态向另一个化学平衡状态转化的过程，称为化学平衡的移动。

4. 影响化学平衡移动的因素

① **浓度**　当其他条件不变时，增加反应物浓度（或降低生成物浓度），平衡向增加生成物方向（正反应方向）移动；增加生成物浓度（或降低反应物浓度），平衡向增加反应物方向（逆反应方向）移动。

② **温度**　在其他条件不变时，升高温度，有利于吸热反应，平衡向吸热反应方向移动；降低反应温度，有利于放热反应，平衡向放热反应方向移动。

③ **压力**　压力只对有气体参加且反应物和生成物两边气体分子数不相等的反应的化学平衡有影响。当反应达平衡且其他条件不变时，则增加总压力，平衡向气体分子数减少的方向移动；降低总压力，平衡向气体分子数增加的方向移动。

第五章

溶液及其重要性质

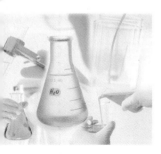 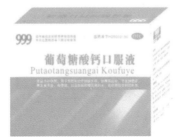 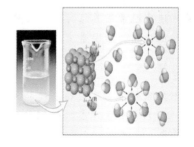 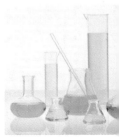

　　溶液是两种或两种以上物质组成的均匀而又稳定的体系。像纯物质那样，溶液也可以气、液、固三种状态存在；空气是我们熟悉的气态溶液；海水是液态溶液；合金是固态溶液。本章主要学习以水为溶剂的液态溶液的相关知识。

第一节　分散体系

通过本节的学习，你将会

1. 知道分散系的概念及分类；
2. 掌握溶液的概念；
3. 了解粗分散系的概念及分类；
4. 知道胶体分散系的概念及主要性质。

　　一种或几种物质的微小粒子分散在另一种物质里所形成的体系叫分散系。被分散的物质叫做分散质，起分散作用的物质，也就是在分散质周围的物质叫分散剂。按照分散质粒子的大小可将分散系分为分子或离子分散系、胶体分散系和粗分散系，见表5-1。

表 5-1　分散系的分类

分　散　系	粒子大小	举　　例
分子或离子分散系	$<1nm$	NaCl 溶液
胶体分散系	$1\sim100nm$	$Fe(OH)_3$ 溶胶
粗分散系	$>100nm$	悬(乳)浊液

一、溶液

　　溶液在药物生产、药物检验中广泛使用。许多化学反应需要在溶液中进行；有些药物需要形成溶液才易被人体吸收，医药上常将一些药物配成溶液，如芳香水剂、口服溶液剂、冲洗剂、甘油剂、醋剂、注射剂和搽剂等。

　　分散质是以分子或离子的形式存在且微粒直径小于1nm的分散系叫做分子或离子分散系，又叫真溶液，简称**溶液**。我们最熟悉的是液态溶液，例如把白糖溶解于水中，固体的糖粒消失，糖以水合分子的形式溶于水中成糖水溶液。把食盐溶解于水中，食盐则以水合氯离子、水合钠离子的形式溶于水中成食盐水溶液。另外，酒精、汽油、苯作为溶剂可以溶解有机物，所得的溶液称为非水溶液。溶液由溶质和溶剂组成，其中被溶解的物质叫做**溶质**，能溶解其他物质的物质叫做**溶剂**。

● 思考与解释 ●
牛奶属于溶液吗？

二、悬浊液与乳浊液

分散质微粒的直径大于 100nm 的分散系叫**粗分散系**。根据分散质的状态不同，粗分散系又分为悬浊液和乳浊液两种。难溶性固体分散在液体中形成的粗分散系叫**悬浊液**，如泥浆。液体分散在另一种互不相溶的液体中所形成的粗分散系叫**乳浊液**，如水和油剧烈振荡后就能形成乳浊液。

粗分散系的分散质颗粒大，用肉眼或普通显微镜可以看到，能阻挡光线的通过。粗分散系浑浊，不透明，不稳定，不均匀。长时间放置，分散质与分散剂会分离。

药剂中对液体药剂常用的分类方法之一就是按分散系统分类。把悬浊液称为混悬剂，把乳浊液称为乳剂，如用于治疗皮肤炎症的炉甘石洗剂、用于治疗烫伤的石灰搽剂等，如图 5-1 所示。为了避免混悬剂和部分乳剂使用不当，通常在其标签上注明"服时摇匀"字样。

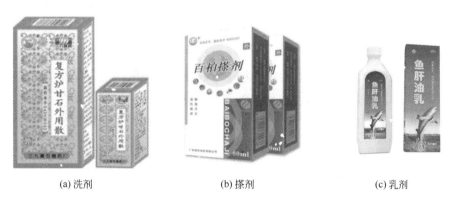

(a)洗剂　　　　　　　　　(b)搽剂　　　　　　　　　(c)乳剂

图 5-1　医药中的混悬剂和乳剂

三、胶体

分散质微粒的直径在 1～100nm 之间的分散系叫**胶体分散系**。

● 观察与思考 ●
烧杯中加入适量蒸馏水并煮沸，在沸腾时连续滴加适量的 $FeCl_3$ 稀溶液，加完后再煮沸 1～2min，观察烧杯中颜色变化。
$FeCl_3$ 稀溶液是_____色。滴加到沸水中，再煮沸 1～2min 后，颜色变为_____色。
反应方程式_____。

固体分散质分散在液态分散剂中形成的胶体分散系叫**溶胶**。它是胶体中较为常见的一种。分散质粒子叫胶粒，胶粒是由许多分子或离子聚集而成的，如氢氧化铁胶粒。胶体分散系中分散质的微粒，不能阻挡可见光的通过，也不易受重力的作用和分散剂分离，所以胶体溶液有一定的透明性和稳定性。

溶胶具有一定特性和结构。上述实验中，用肉眼观察，溶胶好像和真溶液一样，都是均匀的。实际上溶胶和真溶液有很大差别。溶胶具有以下重要性质。

1. 丁达尔效应

当一束光通过胶体时，从入射光的垂直方向上可看到有一条发亮的光柱，这个现象叫丁达尔效应，见图 5-2。丁达尔效应是由于胶体粒子对光的散射而形成的。利用此性质可以鉴别胶体与溶液、悬（乳）浊液。

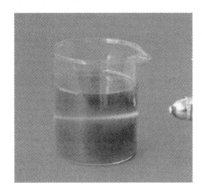

图 5-2　丁达尔效应

2. 布朗运动

在超显微镜下观察溶胶，可以看到胶体粒子不断地做无规则运动，这种运动叫做布朗运动。布朗运动是不断运动的分散剂分子对胶粒冲击的结果。由于分散剂分子从各个方向以不同的速度碰撞胶粒，使得胶粒的运动方向也不断变化，形成不断的无规则运动。如图 5-3、图 5-4 所示。

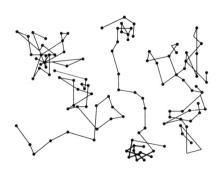

图 5-3　超显微镜下胶粒的布朗运动

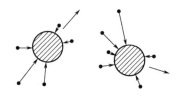

图 5-4　胶粒受介质分子冲击示意图

3. 电泳现象

由于胶体微粒表面积大，能吸附带电荷的离子，使胶粒带电。在电场作用下，胶体微粒可向某一极定向移动。这种现象称为电泳现象。利用此性质可进行胶体提纯。

胶体的应用

胶体在自然界尤其是生物界普遍存在，它与人类的生活及环境有着密切的联系；胶体的应用很广泛，并且随着科学技术的进步，其应用领域正在不断扩大。

工农业生产和日常生活中的许多重要材料和现象，都在某种程度上与胶体有关。例如，在金属、陶瓷、聚合物等材料中加入固态胶体粒子，不仅可以改进材料的耐冲击强度、耐断裂强度、拉伸强度等物理力学性能，也可以改进材料的光学性质，有色玻璃就是由某些胶态金属氧化物分散于玻璃中制成的。

在医学上，越来越多地利用高度分散的胶体来检验或治疗疾病，如胶态磁流体治癌术是将磁性物质制成胶体粒子，作为药物的载体，在磁场作用下将药物送到病灶，从而提高疗效。另外，血液本身就是由血细胞在血浆中形成的胶体分散系，与血液有关的疾病的一些治疗、诊断方法就利用了胶体的性质，如血液透析、血清纸上电泳等。

在日常生活里，也会经常接触并应用到胶体知识，如食品中的牛奶、豆浆、粥等都与胶体有关。

思考与复习

1. 根据分散质粒子直径的大小，分散系可分为＿＿＿＿＿分散系、＿＿＿＿＿分散系和＿＿＿＿＿分散系。

2. 分子或离子分散系中分散质粒子直径的范围是＿＿＿＿＿，粗分散系中分散质粒子直径的范围是＿＿＿＿＿，胶体分散系中分散质粒子直径的范围是＿＿＿＿＿。

3. 溶胶的主要性质有＿＿＿＿＿、＿＿＿＿＿和＿＿＿＿＿。

4. 简述悬浊液与乳浊液的异同。

第二节　溶解度

通过本节的学习，你将会

1. 知道溶解度的概念及其表示；
2. 了解相似相溶规则。

每种物质的溶解能力是不相同的，如 100g 水可溶解 257g $AgNO_3$，但只能溶解 3×10^{-20} g HgS，物质溶解能力的大小通常用溶解度表示。

一、溶解度的表示方法

在一定温度下，一定量饱和溶液中所含溶质的量，叫做该溶质在该温度下的**溶解度**，用 S 表示。常用的溶解度表示方法介绍如下。

① 一定温度下，100g 溶剂形成饱和溶液时所能溶解溶质的质量。这种方法常用来表示固体或液体物质的溶解度。例如，20℃时，在 100g 水中最多能溶解 35.9g 氯化钠，所以，20℃时 NaCl 的溶解度为 35.9g。物质的溶解度可以在化学手册中查到。

② 对于溶解度很小的固体或液体物质，通常用一定温度下，1L 饱和溶液中溶质的质量或物质的量表示。例如 25℃时，Ag_2CrO_4 溶解度为 6.50×10^{-5} mol/L。

《中华人民共和国药典》2005 年版

药品的近似溶解度表示

极易溶解　　　指溶质 1g（1mL）能在溶剂不到 1mL 中溶解

易溶　　　　　指溶质 1g（1mL）能在溶剂 1～不到 10mL 中溶解

溶解　　　　　指溶质 1g（1mL）能在溶剂 10～不到 30mL 中溶解

略溶　　　　　指溶质 1g（1mL）能在溶剂 30～不到 100mL 中溶解

微溶　　　　　指溶质 1g（1mL）能在溶剂 100～不到 1000mL 中溶解

极微溶解　　　指溶质 1g（1mL）能在溶剂 1000～不到 10000mL 中溶解

几乎不溶或不溶　指溶质 1g（1mL）能在溶剂 10000mL 中不能完全溶解

二、相似相溶规则

相似相溶规则指物质容易溶解在与其结构相似或极性相似的溶剂中的规则，即极性物质易溶于极性溶剂中，非极性物质易溶于非极性溶剂。如碘、油脂等非极性物质，易溶于四氯化碳、苯等非极性溶剂中，而难溶于强极性的水中；氯化钠、氨等强极性物质易溶于强极性的水中，而难溶于非极性溶剂中。

相似相溶规则只是从大量的实验事实中归纳出的一条粗略的经验规则，但可运用于推测物质在不同溶剂中的溶解能力。

影响溶解度的因素

物质溶解度的大小主要由溶质和溶剂的本性决定。不同的溶质在同一溶剂中溶解度不同，同一溶质在不同溶剂中溶解度也不同。例如氯化钠易溶于水，氯化银难溶于水，碘易溶于酒精，几乎不溶于水。

温度是影响溶解度的主要外界因素。大多数固体物质的溶解度随温度的升高而增大（如硝酸钾）；少数固体物质的溶解度随温度的升高变化不大（如氯化钠）；个别固体物质的溶解度随温度的升高而降低（如氢氧化钙）。气体物质的溶解度随温度的升高而降低。

压强对固体和液体的溶解度影响不大。气体物质的溶解度随压强的增大而增大。

思考与复习

1. 氯化钾在 80℃时的溶解度是 50g，说明在_____℃时，_____g 氯化钾溶解在_____g 水中恰好形成饱和溶液。

2. 20℃时，氯化钠的溶解度是 36g。在 20℃时，将 30g 氯化钠放入 100g 水中，此时溶液是_____溶液（填饱和或不饱和）；在 20℃时，若使 36g 氯化钠完全溶解，最少需要水_____g；在 20℃时，将 40g 氯化钠放入 100g 水中，此时所得溶液的质量是_____g。

3. 相似相溶规则指物质容易溶解在与其结构相似或极性相似的溶剂中的规则，即极性物质_____于极性溶剂，而_____于非极性溶剂；非极性物质_____于非极性溶剂或弱极性溶剂，而_____于极性溶剂（填"易溶"或"难溶"）。

4. 已知 H_2O 为极性分子，NH_3 易溶于 H_2O，而 I_2 难溶于 H_2O，则 NH_3 是_____分子，I_2 是_____分子（填"极性"或"非极性"）。

通过本节的学习，你将会

1. 知道溶液组成的表示方法；
2. 熟悉物质的量的概念、单位和计算；
3. 学会溶液浓度的相关计算。

溶液组成是指一定量溶液或溶剂中所含溶质的量，也习惯称之为溶液的浓度。溶液的性质通常与溶液组成有关，在医药中为了保证用药的效果与安全，就要知道用药的剂量，而用药的剂量与药物在体内的浓度有关。所以，在配制或使用溶液时，不仅要注意溶质和溶剂的名称，还必须注意溶液的浓度。实际工作中，常用以下几种浓度表示方法。

一、物质的量浓度

1. 物质的量与摩尔质量

(1) 物质的量 在化学反应中，参加反应的原子、分子或离子等单个微粒的质量都很小，难以直接进行称量，而实际参加反应的微粒数目往往很大，为了把宏观可称重的物质与微观粒子建立联系，在化学上引入了一个新的物理量——物质的量。

物质的量是国际单位制的 7 个基本物理量之一，物质的量是表示物质微观粒子多少的物理量，符号为 n。

正如生活中人们通常把这些固定数目的集体做计数单位，如一打鸡蛋（12 个）、一双袜子（2 只）、一箱啤酒（12 瓶）等。科学上将 **$0.012kg$ ^{12}C（即原子核内含有 6 个质子、6 个中子的碳原子）所含的原子数这个粒子集体作为计数单位，称之为摩尔，符号为 mol。$0.012kg$ ^{12}C 所含的原子数称为阿伏伽德罗常数，用 N_A 表示。阿伏伽德罗常数 N_A 近似为 $6.02\times10^{23}mol^{-1}$。**

例如：

1mol C 中约含 6.02×10^{23} 个碳原子；

1mol H_2 中约含 6.02×10^{23} 个氢分子；

1mol H_2SO_4 中约含 6.02×10^{23} 个硫酸分子；

1mol NaCl 中约含 6.02×10^{23} 个 Na^+ 和 6.02×10^{23} 个 Cl^-；

n mol 某种微粒集合体中所含微粒数约为 $n\times6.02\times10^{23}$。

物质的量（n）、阿伏伽德罗常数（N_A）和微粒数（N）之间存在如下关系：

$$N=n N_A$$

● **思考与练习** ●

计算下列物质的微粒数或物质的量。

(1) 0.2mol O_2 中的氧分子数_____；

(2) 1mol NaCl 中的钠离子数_____；

(3) 1mol H_2SO_4 中的氢原子数_____、氧原子数_____、硫原子数_____；

(4) 3.01×10^{23} 个二氧化碳的物质的量_____；

(5) 1.204×10^{24} 个铁原子的物质的量_____。

（2）摩尔质量　单位物质的量的物质所具有的质量叫做该物质的**摩尔质量**，符号为 M。**当物质的质量以克为单位时，摩尔质量在数值上等于该物质的相对原子质量或相对分子质量，单位是 g/mol。**

例如，铁的摩尔质量为 56g/mol；水的摩尔质量为 18g/mol；氯化钠的摩尔质量为 58.5g/mol。

物质的量（n）、物质的质量（m）和摩尔质量（M）之间存在如下关系：

$$m = nM$$

通过物质的量、摩尔质量和阿伏伽德罗常数，就可以把物质的微观粒子数与宏观可称量的质量联系起来。

$$\left.\begin{array}{l} N = nN_A \\ m = nM \end{array}\right\} N = \frac{m}{M} N_A$$

【例题 5-1】　计算 9g H_2O 物质的量是多少？含有多少个水分子？含有多少氢原子？多少个氧原子？

解　已知 $m(H_2O) = 9g$　$M(H_2O) = 18g/mol$　$N_A = 6.02 \times 10^{23} mol^{-1}$

$$n = \frac{m}{M}$$

$$n(H_2O) = m(H_2O)/M(H_2O) = 9g/(18g/mol) = 0.5mol$$

$$N(H_2O) = n(H_2O)N_A = 0.5mol \times 6.02 \times 10^{23} mol^{-1} = 3.01 \times 10^{23}$$

$$N(H) = 2N(H_2O) = 2 \times 3.01 \times 10^{23} = 6.02 \times 10^{23}$$

$$N(O) = N(H_2O) = 3.01 \times 10^{23}$$

● 思考与练习 ●

计算下列物质的质量、物质的量或微粒数。

（1）3mol Fe 的质量 _____；

（2）24.5g H_2SO_4 的物质的量 _____；

（3）25g $CaCO_3$ 的物质的量 _____、钙离子数 _____。

---

2. 物质的量浓度

溶质 B 的物质的量（n_B）除以溶液的体积（V），称为物质 B 的**物质的量浓度**，简称浓度，用符号 c_B 表示。

$$c_B = \frac{n_B}{V}$$

物质的量浓度的 SI 单位是摩尔每立方米，符号为 mol/m^3。但在化学和医学上常用摩尔每升和毫摩尔每升，符号分别是 mol/L 和 mmol/L。

在使用物质的量浓度时，必须指明物质基本单元。如果某氢氧化钠溶液浓度为 0.5mol/L，则表示为 $c(NaOH) = 0.5mol/L$ 或 $c_{NaOH} = 0.5mol/L$。

【例题 5-2】　《中华人民共和国药典》规定，生理盐水的规格是 0.5L 生理盐水中含 NaCl 4.5g。生理盐水的物质的量浓度是多少？

解　已知 $m_{NaCl} = 4.5g$　$V = 0.5L$　$M_{NaCl} = 58.5g/mol$

$$c_{NaCl} = \frac{n_{NaCl}}{V} = \frac{\frac{m_{NaCl}}{M_{NaCl}}}{V}$$

$$= \frac{\dfrac{4.5g}{58.5g/mol}}{0.5L}$$

$$= 0.154mol/L$$

答：生理盐水的物质的量浓度是 0.154mol/L。

【**例题 5-3**】 配制 100mL 0.1mol/L NaOH 溶液，需要 NaOH 多少克？

解 已知 $c_{NaOH} = 0.1mol/L$ $M_{NaOH} = 40g/mol$ $V = 0.1L$

$$m_{NaOH} = n_{NaOH}M_{NaOH} = c_{NaOH}VM_{NaOH}$$

$$= 0.1mol/L \times 0.1L \times 40g/mol$$

$$= 0.4g$$

答：配制 100mL 0.1mol/L NaOH 溶液，需要 NaOH 0.4g。

二、质量浓度

溶质 B 的质量（m_B）除以溶液的体积（V），称为物质 B 的**质量浓度**，用符号 ρ_B 表示。

$$\rho_B = \frac{m_B}{V}$$

质量浓度的 SI 单位是 kg/m^3。化学和医学上常用 g/L 或 mg/L 表示。

因为密度的表示符号为 ρ，所以为了避免混淆，特别要注意质量浓度 ρ_B 与密度 ρ 的区别。

【**例题 5-4**】 《中华人民共和国药典》规定，生理盐水的规格是 0.5L 生理盐水中含 NaCl 4.5g。生理盐水的质量浓度是多少？

解 已知 $m_{NaCl} = 4.5g$ $V = 0.5L$

$$\rho_{NaCl} = \frac{m_{NaCl}}{V}$$

$$= \frac{4.5g}{0.5L}$$

$$= 9g/L$$

答：生理盐水的质量浓度是 9g/L。

三、体积分数

溶质 B 的体积（V_B）与同温同压下溶液的体积（V）之比，称为物质 B 的**体积分数**，用符号 φ_B 表示。

$$\varphi_B = \frac{V_B}{V}$$

因为 V_B 和 V 的单位相同，所以体积分数是一个无量纲的量，其值可用小数或百分数表示。如药用酒精体积分数为 $\varphi_B = 0.95$ 或 $\varphi_B = 95\%$。

【**例题 5-5**】 取 375mL 酒精加水配制成 500mL 医用消毒酒精，计算该酒精溶液中酒精的体积分数。

解 $\varphi_{酒精} = \dfrac{V_{酒精}}{V} = \dfrac{375mL}{500mL} = 0.75$

答：该酒精溶液中酒精的体积分数为 0.75。

四、质量分数

溶质 B 的质量（m_B）除以溶液的质量（m）称为物质 B 的**质量分数**，用符号 ω_B 表示。

$$\omega_B = \frac{m_B}{m}$$

显然，质量分数也是一个无量纲的量，其值可用小数或百分数表示。如市售浓硫酸的质量分数为 $\omega_{H_2SO_4} = 0.98$ 或 $\omega_{H_2SO_4} = 98\%$。

【例题 5-6】 浓盐酸的质量分数为 0.36，密度为 1.18kg/L，100mL 浓盐酸中含氯化氢多少克？

解　已知：$\omega_B = 0.36$　　　$\rho = 1.18 kg/L$　　　$M_{HCl} = 36.5 g/mol$　　　$V = 0.1 L$

$$\begin{aligned}
m_B = m\omega_B = (\rho V)\omega_B \\
= 1180 g/L \times 0.1 L \times 0.36 \\
= 42.48 g
\end{aligned}$$

答：100mL 浓盐酸中含氯化氢 42.48g。

● 思考与练习 ●

1. 质量分数为 0.36，密度为 1.18kg/L 的浓盐酸的物质的量浓度是多少？
2. 质量浓度为 9g/L 的氯化钠溶液的物质的量浓度是多少？

思考与复习

1. 在实际工作中通常用 _____、_____、_____ 和 _____ 等几种方法表示溶液的组成。

2. 800mL 氯化钠溶液中含有 0.1mol NaCl，该溶液的物质的量浓度是多少？

3. 已知生理盐水的质量浓度为 9g/L，某病人输入生理盐水 500mL，试计算有多少克氯化钠进入体内。

4. 消毒酒精的体积分数为 0.75，现欲配制 500mL 消毒酒精，需要纯酒精多少毫升？

第四节　溶液的酸碱性

通过本节的学习，你将会

1. 了解溶液 pH 测定的一般方法；
2. 知道电解质的概念及分类，能正确书写电离方程式；
3. 熟悉水的电离和溶液 pH 计算；
4. 能判断常见盐溶液的酸碱性。

制药工业在进行药物的合成、组分含量测定，药物制剂、中草药有效成分的提取、分离及药物贮存时，常常需要控制溶液的酸碱性。

一、溶液 pH 的测定

● 思考与探究 ●

分别取适量蒸馏水、0.1mol/L 盐酸、0.1mol/L 氢氧化钠溶液各三份，依次滴加甲基橙、石蕊和酚酞指示剂，观察颜色变化，再分别用 pH 试纸测定它们的 pH 值，并将结果记录在表 5-2。

表 5-2 溶液 pH 的测定

指示剂/试纸	蒸馏水	盐酸溶液 （0.1mol/L）	氢氧化钠溶液 （0.1mol/L）
甲基橙			
石蕊			
酚酞			
pH 试纸			

1. 用酸碱指示剂测定

用酸碱指示剂测定溶液的 pH 值时，只能粗略地测出 pH 值的范围，不能得到具体的数值。

2. 用 pH 试纸测定

pH 试纸是测定溶液 pH 值比较简便的方法。pH 试纸是将干净、中性的试纸放在多种指示剂的混合溶液中浸透、晾干后制成的。这种试纸在 pH 值不同的溶液中呈现出不同的颜色。把待测试液滴在 pH 试纸上，将试纸显示的颜色与标准比色卡比较，即可确定待测试液的近似 pH。

pH 试纸有两种，一种是广泛 pH 试纸，可以测出整数位的 pH；另一种是精密 pH 试纸，它的测定准确度比广泛 pH 试纸高。

视野拓展 ▶▶▶

pH 计

pH 计是用来测量被测溶液的 pH 值的，在科研实验中有很大的用处。下面以 pHS-3C 型 pH 计为例来说明它的使用方法。

pHS-3C 型 pH 计（图 5-5）由主机、复合电极组成，主机上有四个旋钮，它们分别是：选择、温度、斜率和定位旋钮。安装好仪器、电极，打开仪器后部的电源开关，预热 0.5h。在测量之前，首先对 pH 计进行校准，采用两点定位校准法，具体的步骤如下：

调节选择旋钮至 pH 挡。

用温度计测量被测溶液的温度，读数，例如 25℃。调节温度旋钮至测量值 25℃。

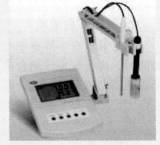

图 5-5 pHS-3C 型 pH 计

调节斜率旋钮至最大值。

打开电极套管，用蒸馏水洗涤电极头部，用吸水纸仔细将电极头部吸干，将复合电极放入混合磷酸盐的标准缓冲溶液，使溶液淹没电极头部的玻璃球，轻轻摇匀，待读数稳定后，调定位旋钮，使显示值为该溶液 25℃时标准 pH 值 6.86。

将电极取出，洗净、吸干，放入邻苯二甲酸氢钾标准缓冲溶液中，摇匀，待读数稳定后，调节斜率旋钮，使显示值为该溶液25℃时标准 pH 值4.00。

取出电极，洗净、吸干，再次放入混合磷酸盐的标准缓冲溶液中，摇匀，待读数稳定后，调定位旋钮，使显示值为25℃时标准 pH 值6.86。

取出电极，洗净、吸干，放入邻苯二甲酸氢钾标准缓冲溶液中，摇匀，待读数稳定后，再调节斜率旋钮，使显示值为25℃时标准 pH 值4.00。

取出电极，洗净、吸干。重复校正，直到两标准溶液的测量值与标准 pH 值基本相符为止。

校正过程结束后，进入测量状态。将复合电极放入盛有待测溶液的烧杯中，轻轻摇匀，待读数稳定后，记录读数。

完成测试后，移走溶液，用蒸馏水冲洗电极，吸干，套上套管，关闭电源，结束实验。

二、电解质和电离

1. 电解质

在水溶液或熔融状态下不能导电的化合物，称为**非电解质**。在水溶液或熔融状态下能导电的化合物，称为**电解质**。大量实验证明，相同条件下，不同电解质的导电能力不同。这是由于它们在水溶液或熔融状态下的电离程度不同造成的。所谓电离，是指电解质在水溶液中或熔融状态下形成离子的过程。按照电解质电离程度是否完全，通常把电解质分为强电解质和弱电解质。

在水溶液中能全部电离成离子的电解质叫做**强电解质**。强酸、强碱和大多数的盐都是强电解质，如盐酸、硫酸、硝酸、氢氧化钠、氢氧化钾、氢氧化钡、氯化钠、硝酸钾和醋酸钠等。强电解质的电离方程式用"="或"→"表示。

例如：
$$HCl = H^+ + Cl^-$$
$$NaOH = Na^+ + OH^-$$
$$NaCl = Na^+ + Cl^-$$

在水溶液中只有部分电离成离子的电解质叫做弱电解质。弱酸、弱碱和极少数的盐都是弱电解质，如醋酸、碳酸、氢硫酸和氨水等。弱电解质的电离方程式用"⇌"表示。

例如：
$$CH_3COOH \rightleftharpoons H^+ + CH_3COO^-$$
$$NH_3 \cdot H_2O \rightleftharpoons NH_4^+ + OH^-$$

2. 弱电解质的电离

弱电解质在水溶液中是部分电离，电离过程与可逆反应类似，弱电解质分子电离成离子的同时，离子又相互结合成分子。一定条件下，当弱电解质分子电离成离子的速率与离子结合成分子的速率相等时，弱电解质电离达到了平衡，叫做**电离平衡**。达到电离平衡时，其电离程度可用电离平衡常数表示。

以 CH_3COOH 为例：

电离方程式
$$CH_3COOH \rightleftharpoons CH_3COO^- + H^+$$

电离平衡常数
$$K_a = \frac{[H^+][CH_3COO^-]}{[CH_3COOH]}$$

电离平衡常数简称电离常数，是化学平衡常数的一种。其值与温度以及弱电解质的本性有关而与溶液浓度无关。在相同温度下，电离常数越大，则该弱电解质的电离能力越大。电离常数的数值可通过查表得到。

需要注意的是，对于多元弱酸而言，它们的电离是分步进行的，每一步的电离都有相应的电离常数，各步电离常数逐级减小，并且多元弱酸的电离以第一步电离为主。

● 思考与练习 ●
分别写出 $NH_3 \cdot H_2O$、H_2CO_3、HCN、H_3PO_4 的电离常数表达式。

三、水的电离和溶液的 pH 值

1. 水的电离

水是一种极弱的电解质，其电离方程式为：

$$H_2O \rightleftharpoons H^+ + OH^-$$

平衡常数：$K_w = [H^+][OH^-]$

K_w 称为水的离子积常数，简称水的离子积。在 25℃时，$[H^+] = [OH^-] = 1.0 \times 10^{-7}$ mol/L，$K_w = 1.0 \times 10^{-14}$。水的离子积常数只与温度有关，当温度升高，$K_w$ 增大，例如 100℃时，$K_w = 1.0 \times 10^{-12}$。在室温条件下一般认为：

$$K_w = [H^+][OH^-] = 1.0 \times 10^{-14}$$

2. 溶液的 pH 值

水的离子积不仅适用于纯水，也适用于一般稀溶液。

● 思考与讨论 ●
根据水的电离平衡，分析室温下在水中分别加入少量盐酸或氢氧化钠时，$[H^+]$ 和 $[OH^-]$ 的变化趋势（增大或减小）。完成表 5-3。

表 5-3 有关溶液的 $[H^+]$ 和 $[OH^-]$

项　目	$[H^+]$	$[OH^-]$	$[H^+]$ 和 $[OH^-]$ 大小比较
纯水	1.0×10^{-7} mol/L	1.0×10^{-7} mol/L	$[H^+] = [OH^-]$
加入少量 HCl			
加入少量 NaOH			

室温下，稀溶液中的 $[H^+]$ 和 $[OH^-]$ 的离子积为 1.0×10^{-14}，知道 $[H^+]$ 就可以求出 $[OH^-]$，反之亦然。通过上述思考与讨论可知，溶液的酸碱性是由溶液中的 $[H^+]$ 和 $[OH^-]$ 的相对大小来决定的。

中性溶液：$[H^+] = [OH^-]$ 　　　　$[H^+] = 1.0 \times 10^{-7}$ mol/L
酸性溶液：$[H^+] > [OH^-]$ 　　　　$[H^+] > 1.0 \times 10^{-7}$ mol/L
碱性溶液：$[H^+] < [OH^-]$ 　　　　$[H^+] < 1.0 \times 10^{-7}$ mol/L

为了方便地表示溶液的酸碱性，常采用 pH 来表示溶液的酸碱性。**pH 就是氢离子浓度的负对数。**

$$pH = -lg[H^+]$$

例如：$[H^+] = 1.0 \times 10^{-7}$ mol/L 　　　　$pH = -lg(1.0 \times 10^{-7}) = 7$
　　　$[H^+] = 1.0 \times 10^{-3}$ mol/L 　　　　$pH = -lg(1.0 \times 10^{-3}) = 3$

$$[H^+] = 1.0 \times 10^{-9} \text{mol/L} \quad pH = -\lg(1.0 \times 10^{-9}) = 9$$

所以，室温下，溶液的酸碱性与 pH 之间的关系是

中性溶液：$[H^+] = 1.0 \times 10^{-7} \text{mol/L}$ $pH = 7$

酸性溶液：$[H^+] > 1.0 \times 10^{-7} \text{mol/L}$ $pH < 7$

碱性溶液：$[H^+] < 1.0 \times 10^{-7} \text{mol/L}$ $pH > 7$

四、盐类水溶液的酸碱性

● 思考与探究 ●

用 pH 试纸测定表 5-4 中浓度均为 0.1mol/L 盐溶液的酸碱性，将结果记录其中，并判断其酸碱性。根据形成该盐的酸和碱的强弱，将盐按强酸强碱盐、强酸弱碱盐和弱酸强碱盐分类。

表 5-4 一些盐溶液的酸碱性

盐溶液	NaCl	NH_4Cl	Na_2CO_3	KNO_3	CH_3COONa	$(NH_4)_2SO_4$
pH						
酸碱性						
盐的类型						

实验结果表明，强酸强碱盐溶液呈中性，强酸弱碱盐溶液呈酸性，强碱弱酸盐溶液呈碱性。

那么为什么不同的盐溶液会显示不同的酸碱性呢？这是因为这些盐溶于水后能全部电离，电离出的阳离子或阴离子分别与水电离出的 H^+ 或 OH^- 反应，生成弱电解质，破坏了水的电离平衡，使 $[H^+]$ 和 $[OH^-]$ 发生相对变化，所以盐溶液呈现不同的酸碱性。

思考与复习

1. 两种溶液的 pH 分别为 4 和 6，哪种溶液的酸性较强？

2. 下列酸、碱、盐中，哪些是强电解质？哪些是弱电解质？

CH_3COOH、KCl、$NH_3 \cdot H_2O$、NaOH、HNO_3、$CuSO_4$

3. 分别写出下列物质的电离方程式

HNO_3、CH_3COOH、$NH_3 \cdot H_2O$、KOH、$CaCl_2$

4. 把下列 $[H^+]$ 或 pH 进行相互换算

(1) $[H^+] = 1.0 \times 10^{-5}$ (2) $[H^+] = 3.5 \times 10^{-4}$

(3) $pH = 0$ (4) $pH = 10.5$

5. 计算下列溶液的 pH

(1) 0.01mol/L NaOH   (2) 0.1mol/L HCl

6. 氯化钠溶液呈现_____；醋酸钠溶液呈现_____；氯化铵溶液呈现_____；碳酸钠溶液呈现_____（填"酸性"、"碱性"或"中性"）。

第五节　缓冲溶液

通过本节的学习，你将会

1. 知道缓冲作用和缓冲溶液的概念；
2. 熟悉缓冲溶液的组成及类型；
3. 了解缓冲作用原理；
4. 知道影响缓冲溶液 pH 的主要因素。

许多化学反应必须在适宜而稳定的 pH 范围内才能进行。例如人体血液的 pH 值在 7.35～7.45 之间才能维持机体的酸碱平衡，否则将会引起机体功能失调而导致疾病发生；一些药物只有在一定 pH 范围才不易变质。因此，如何控制溶液的 pH，使溶液 pH 保持相对稳定，在化学和药学方面都具有重要意义。

一、缓冲作用和缓冲溶液

● 思考与探究 ●

取 4 支试管，在 1、2 号试管中各加入 4mL 纯化水，在 3、4 号试管中各加入 4mL（2mL 0.2mol/L 醋酸溶液和 2mL 0.2mol/L 醋酸钠溶液）混合溶液。依次测定 4 支试管中溶液的 pH。然后分别在 1、3 号试管中滴入 2 滴稀盐酸，在 2、4 号试管中滴入 2 滴稀氢氧化钠溶液。再次测定 4 支试管中溶液的 pH。

实验结果表明：在纯水中滴加少量酸或碱时，pH 变化较大，而在醋酸和醋酸钠的混合溶液中滴加少量酸或碱，溶液的 pH 几乎不变。这说明后者具有抗酸和抗碱的能力，而前者没有。若对醋酸和醋酸钠混合溶液加少量水稀释，其 pH 也几乎不变。

能够抵抗外来少量酸、碱或稀释而保持溶液的 pH 几乎不变的作用称为**缓冲作用**，具有缓冲作用的溶液称为**缓冲溶液**。

二、缓冲溶液的组成

缓冲溶液具有缓冲作用，是由于溶液中有抗酸和抗碱两种成分，这两种成分含有相同的离子，存在着化学平衡。通常把缓冲溶液中具有缓冲作用的两种成分称为缓冲对。缓冲对主要可分为三种类型。

① 弱酸及其弱酸强碱盐　如 CH_3COOH-CH_3COONa、H_2CO_3-$NaHCO_3$、H_3PO_4-NaH_2PO_4 等。

② 弱碱及其弱碱强酸盐　如 $NH_3 \cdot H_2O$-NH_4Cl 等。

③ 多元弱酸的酸式盐及其次一级的盐　如 $NaHCO_3$-Na_2CO_3、NaH_2PO_4-Na_2HPO_4、Na_2HPO_4-Na_3PO_4 等。

三、缓冲作用原理

缓冲溶液为什么具有缓冲作用？要从缓冲溶液的组成和弱电解质的电离平衡移动两方面说明。以 CH_3COOH-CH_3COONa 缓冲对为例。

该缓冲体系存在如下电离：

$$CH_3COOH \rightleftharpoons CH_3COO^- + H^+$$

$$CH_3COONa \rightleftharpoons CH_3COO^- + Na^+$$

在缓冲溶液中，由于同离子效应的影响，CH_3COOH 电离度减小，所以溶液中 CH_3COOH 和 CH_3COO^- 都具有足够大的浓度。

当加入少量酸时，H^+ 浓度增加，CH_3COO^- 立即与 H^+ 结合生成 CH_3COOH，使平衡向左移动，当达到新的平衡时，H^+ 浓度几乎没有增加，溶液 pH 几乎不变。CH_3COO^- 起到抗酸的作用，称之为抗酸成分。

当加入少量碱时，OH^- 浓度增加，H^+ 立即与 OH^- 结合生成 H_2O，H^+ 浓度减小，这时 CH_3COOH 电离平衡向右移动，H^+ 浓度增加，当达到新的平衡时，H^+ 浓度几乎没有减小，溶液 pH 也几乎不变。CH_3COOH 起到抗碱的作用，称之为抗碱成分。

加少量水稀释时，H^+ 浓度减小，但 CH_3COOH 的电离度增大，故 H^+ 浓度保持相对稳定，溶液 pH 也几乎不变。

上述缓冲溶液中，CH_3COOH 和 CH_3COO^- 是一对共轭酸碱对，其中 CH_3COOH 是共轭酸起抗碱作用；CH_3COO^- 是共轭碱起抗酸作用。

$$CH_3COOH \rightleftharpoons CH_3COO^- + H^+$$

$$HB \rightleftharpoons B^- + H^+$$

（共轭酸）　（共轭碱）

● 思考与解释 ●

分别以 $NH_3 \cdot H_2O\text{-}NH_4Cl$、$NaHCO_3\text{-}Na_2CO_3$ 缓冲对为例，请你分析它们的缓冲作用原理。

四、影响缓冲溶液 pH 的主要因素

缓冲溶液具有保持溶液 pH 相对稳定的作用，因此，掌握缓冲溶液 pH 的计算就十分重要。可作如下推导。

缓冲对 $HB\text{-}B^-$ 组成的缓冲溶液中存在如下电离平衡：

$$HB \rightleftharpoons B^- + H^+$$

（共轭酸）　　（共轭碱）

电离平衡常数

$$K_a = \frac{[B^-][H^+]}{[HB]}$$

则

$$[H^+] = K_a \frac{[HB]}{[B^-]}$$

等式两边同取负对数得：$-\lg[H^+] = -\lg K_a - \lg \dfrac{[HB]}{[B^-]}$

即

$$pH = pK_a + \lg \frac{[B^-]}{[HB]}$$

式中，$[B^-]$ 和 $[HB]$ 分别表示溶液中共轭酸碱对的平衡浓度，同离子效应使共轭酸的电离度变得更小，所以共轭酸碱的平衡浓度基本上等于它们各自的配制浓度。即：$[B^-] = c_{B^-}$，$[HB] = c_{HB}$

则

$$pH = pK_a + \lg \frac{c_{B^-}}{c_{HB}}$$

由上式可知，影响缓冲溶液 pH 的主要因素首先取决于共轭酸 K_a 值，其次取决于共轭碱和共轭酸的浓度之比。

【例题 5-7】 缓冲溶液的组成是 0.2mol/L CH_3COOH 和 0.2mol/L CH_3COONa，试计算其 pH 值。

解 查表 CH_3COOH 的 $K_a = 1.76 \times 10^{-5}$

$$pH = pK_a + \lg \frac{c_{CH_3COONa}}{c_{CH_3COOH}}$$

$$= -\lg(1.76 \times 10^{-5}) + \lg \frac{0.2}{0.2}$$

$$= 4.75$$

答：该缓冲溶液 pH 值为 4.75。

【例题 5-8】 缓冲溶液的组成是 0.1mol/L $NH_3 \cdot H_2O$ 和 0.2mol/L NH_4Cl，试计算其 pH 值。

解 查表 NH_4^+ 的 $K_a = 5.68 \times 10^{-10}$

$$pH = pK_a + \lg \frac{c_{NH_3 \cdot H_2O}}{c_{NH_4Cl}}$$

$$= -\lg(5.68 \times 10^{-10}) + \lg \frac{0.1}{0.2}$$

$$= 8.94$$

答：该缓冲溶液 pH 值为 8.94。

视野拓展 ▶▶▶

缓冲溶液在医药上的应用

缓冲作用对药剂生产、保存，对理解和探讨人体生理机制和病理生理变化，特别是体液中的酸碱平衡和水盐代谢的正常状态和失调等原因是有很大帮助的。

正常人体血液的 pH 总是维持在 7.35～7.45 的范围内，这与血液中存在多个缓冲体系有关，人体血液中除了有血红蛋白和血浆蛋白缓冲对之外，最重要的就是 H_2CO_3-HCO_3^- 和 $H_2PO_4^-$-HPO_4^{2-} 缓冲对，它们对人体内代谢过程中产生的有机酸或来源于食物中的酸性或碱性物质起缓冲作用，使血液的 pH 几乎保持不变，保证了人体内酸碱度的平衡，使人的正常生理活动得以进行。

药剂生产、药品的保存通常要求在一定的 pH 范围内进行，所以需要适当的缓冲溶液来稳定 pH。如人的泪液 pH 值在 7.3～7.5 之间，虽然泪液也有一定的缓冲能力，但滴眼液的 pH 值若控制不当将会刺激眼黏膜。维生素 C 溶液的 pH 值为 3.0，为了增加它的稳定性和减轻病人注射时的痛苦，常用碳酸氢钠调节 pH 值在 5.5～6.0 之间。由于人的血液具有较强的缓冲能力，所以一般注射剂的 pH 值调节在 4～9 之间均可。

此外，组织切片和细菌染色、微生物的培养以及酶的催化、植物药材中有效成分的提取等都要求溶液的 pH 相对稳定。无疑，要使溶液的 pH 达到相对稳定，必须使用缓冲溶液。

思考与复习

1. 下列不具有缓冲作用的是（ ）

A. 0.1mol/L CH_3COOH 和 0.1mol/L CH_3COONa 溶液等体积混合

B. 0.1mol/L H_2CO_3 和 0.1mol/L CH_3COONa 溶液等体积混合

C. 0.1mol/L Na_3PO_4 和 0.1mol/L Na_2HPO_4 溶液等体积混合

D. 0.1mol/L $NH_3 \cdot H_2O$ 和 0.1mol/L NH_4Cl 溶液等体积混合

2. 将 0.01mol/L H_2CO_3 和 0.02mol/L $NaHCO_3$ 溶液等体积混合，求该溶液的 pH。

3. 已知血液中，NaH_2PO_4-Na_2HPO_4 缓冲对的 $pK_a = 6.8$，已知正常人血液中 $[HPO_4^{2-}]/[H_2PO_4^-] = 4$，求血液的 pH。

4. 组成缓冲溶液的缓冲对有哪几种常见类型？举例说明。

第六节 溶液的渗透现象

通过本节的学习，你将会

1. 知道渗透现象和渗透压；
2. 了解渗透压和溶液浓度的关系；
3. 了解等渗、高渗和低渗溶液在医药中的应用。

渗透现象在我们的日常生活中极其常见，如在新鲜的蔬菜上撒上盐，立即会渗出水来，蔬菜因失水而发蔫。医学上给病人输液，对药物浓度要求非常严格，如 0.9% 的生理盐水，超出允许范围都会造成严重后果甚至死亡。这就是临床上的等渗，低渗和高渗问题。所以，渗透压概念在医学中十分重要。

一、渗透现象和渗透压

1. 渗透现象

将一滴黑墨水滴入一杯清水中，不久整杯水就会显黑色。这说明分子在不断运动，从而产生扩散。任何纯溶剂和溶液或两种不同浓度的溶液之间都会发生扩散现象。

如果用一种半透膜将两种不同浓度的溶液隔开，情况会怎样？半透膜是一种只允许溶剂水分子通过，而溶质分子不能通过的薄膜。见图 5-6。如细胞膜、膀胱膜、毛细血管壁等生物膜以及人造的火棉胶膜、羊皮纸、玻璃纸等都是半透膜。如图 5-7 所示，长颈漏斗内装蔗糖溶液，在漏斗口蒙上一层半透膜，使之与烧杯中的水隔开，并使蔗糖溶液液面与烧杯中水面相平。不久可见蔗糖溶液液面不断上升，说明水分子不断透过半透膜进入溶液中。我们把溶剂水分子透过半透膜进入溶液的自发过程称为**渗透**。不同浓度的两溶液用半透膜隔开时，都有渗透现象发生。

渗透现象产生的特定条件是：一是有半透膜存在，二是半透膜两侧液体存在浓度差。

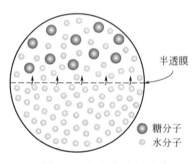

糖分子
水分子

图 5-6 半透膜示意图

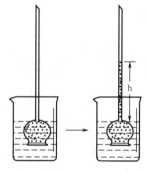

h

图 5-7 渗透压装置示意图

● 思考与解释 ●
渗透现象会无止境地进行下去吗?

2. 渗透压

上述实验中,水分子可以同时向两个相反方向渗透,在单位时间内由溶剂通过半透膜进入溶液中的水分子数多于由溶液通过半透膜进入溶剂中的水分子数。结果是漏斗内蔗糖溶液液面上升。随着液面的升高,产生的静水压也随之增加。这样单位时间内,从溶液通过半透膜进入溶剂中的水分子数逐渐增多。当液面上升到一定高度,水分子向两个方向渗透的速度相等,渗透达到动态平衡,蔗糖液面停止上升。此时,漏斗内外液面高度差所产生的压力,称之为**溶液的渗透压**,用 π 表示。可以设想,如果一开始就给漏斗内蔗糖溶液液面施加这么大的压力,渗透现象就不会发生。因此,渗透压也可定义为:阻止渗透所需施加的压力称为溶液的渗透压。

二、渗透压和浓度的关系

1886 年,荷兰科学家范特霍夫(van't Hoff)根据实验结果提出:稀溶液的渗透压可用与理想气体状态方程相似的方程式表示:

$$\pi V = nRT \quad 或 \quad \pi = cRT$$

式中,π 为溶液的渗透压,kPa;V 为溶液的体积,L;n 为溶质的物质的量,mol;R 为气体常数,8.314kPa·L/(mol·K);T 为热力学温度,K;c 为溶液物质的量浓度,mol/L;

由上式可以看出:在一定温度下,渗透压只与溶液中溶质的粒子数成正比,而与溶质本性无关。对于电解质溶液或非电解质溶液来说,当温度一定时,只要溶质的分子或离子的物质的量浓度相等,渗透压近似相等。

【例题 5-9】 KCl 溶液的浓度为 0.154mol/L,计算 37℃时该溶液的渗透压。

解 已知 $c = 0.154mol/L \times 2 = 0.308mol/L$ $\quad T = (273+37)K = 310K$

$\pi = cRT = 0.308mol/L \times 8.314kPa \cdot L/(mol \cdot K) \times 310K$

$\quad\quad = 793.8kPa$

答:37℃时 0.154mol/L KCl 溶液的渗透压为 793.8kPa。

三、等渗、高渗和低渗溶液

相同温度下,渗透压相等的溶液称为等渗溶液。当渗透压不相等时,渗透压高的称为**高渗溶液**,渗透压低的称为**低渗溶液**。

医学上的等渗、低渗和高渗溶液是以血浆渗透浓度为标准确定的。渗透浓度是指溶液中能产生渗透作用的各种溶质粒子的总浓度,其单位为 mol/L 或 mmol/L。根据血浆成分可计算出正常人血浆总渗透浓度为 303.7mmol/L。所以临床上规定:渗透浓度在 280~320mmol/L 的溶液为等渗溶液;渗透浓度小于 280mmol/L 的溶液为低渗溶液;渗透浓度大于 320mmol/L 的溶液为高渗溶液。

临床上给病人大量补液时,要特别注意补液的浓度和渗透压,否则可能造成严重的医疗事故。因为细胞膜实质就是半透膜,溶剂分子总是由低渗溶液向高渗溶液渗透。通过红细胞在不同浓度的溶液中的变化说明这一点,见图 5-8。

若将红细胞放入等渗溶液(如 9g/L 氯化钠溶液)中,红细胞形态不发生变化;将红细胞放入低渗溶液(如 5g/L 氯化钠溶液)中,则水大量进入红细胞,最后导致红细胞破裂,这种现象称为溶血;反之,将红细胞放入高渗溶液(如 15g/L 氯化钠溶液)中,红细胞中

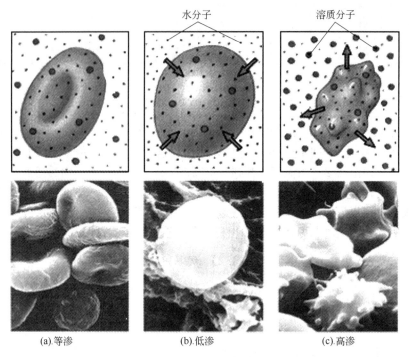

水分子　　　　　　　　　溶质分子

(a).等渗　　　　　　　　(b).低渗　　　　　　　　(c).高渗

图 5-8　红细胞在等渗溶液、低渗溶液和高渗溶液中的形态变化示意图

的水分将进入高渗溶液，致使细胞皱缩，这种现象称为胞浆分离。

视野拓展 ▶▶▶

晶体渗透压和胶体渗透压

　　血液主要由 NaCl、KCl、葡萄糖、尿素等晶体化合物和大分子的蛋白质、糖类、脂肪等胶体化合物组成。由晶体化合物产生的渗透压称晶体渗透压。由胶体化合物产生的渗透压称胶体渗透压。如正常人血浆的渗透压约为 770kPa，其中晶体渗透压约为 729.5kPa，胶体渗透压约为 40.5kPa。

　　晶体渗透压起着调节细胞内外水盐平衡作用；胶体渗透压起调节血管内外水盐平衡作用。如果人体缺水，细胞外液盐的浓度增高，晶体渗透压增高，这时，细胞内水分子通过细胞膜进入细胞外液，造成细胞内失水，细胞可能干瘪。而大量饮水，则细胞外液的浓度下降，晶体渗透压下降，细胞外液水就透过细胞膜进入细胞内，严重时可产生水中毒。同样的道理，如果由于疾病造成血浆蛋白质含量降低，胶体渗透压下降，从而，血浆保持水分的能力下降。这时，血浆中水和低分子溶质就可透过毛细血管壁进入组织间液，形成水肿。

思考与复习

1. 渗透现象产生的条件是_____和_____。
2. 何谓渗透现象？何谓渗透压？
3. 在一定温度下，稀溶液的渗透压只与溶液中溶质的_____成正比，而与_____无关。
4. 临床上规定渗透浓度在_____mmol/L 范围内的溶液叫等渗溶液。

本章归纳与整理

1. 一种或几种物质的微小粒子分散在另一种物质里所形成的体系叫分散系。按照分散质粒子的大小可将分散系分为：分子或离子分散系、胶体分散系和粗分散系。

2. 在一定温度下，一定量饱和溶液中所含溶质的量，叫做该溶质在该温度下的溶解度，用 S 表示。相似相溶规则指物质容易溶解在与其结构相似或极性相似的溶剂中的规则，即极性物质易溶于极性溶剂中，非极性物质易溶于非极性溶剂。

3. 常用溶液组成的表示方法：物质的量浓度（c_B）、质量浓度（ρ_B）、体积分数（φ_B）和质量分数（ω_B）。根据其定义可以进行相关计算。

4. 溶液 pH 可用 pH 试纸测定。在水溶液或熔融状态下能导电的化合物，称为电解质，可分为强电解质和弱电解质。水是一种极弱的电解质，达到平衡时，水的离子积 $K_w = [H^+][OH^-] = 1 \times 10^{-14}$。水的离子积可用于纯水和所有稀溶液。溶液的酸碱性可统一用 $[H^+]$ 或 pH 表示。

5. 能够抵抗外来少量酸、碱或稀释而保持溶液的 pH 几乎不变的作用称为缓冲作用，具有缓冲作用的溶液称为缓冲溶液。缓冲溶液具有缓冲作用，是由于溶液中有抗酸和抗碱两种成分，这两种成分含有相同的离子，存在着化学平衡。把缓冲溶液中具有缓冲作用的两种成分称为缓冲对。缓冲溶液 pH 大小，取决于 pK_a 和缓冲比。

6. 溶剂水分子透过半透膜进入溶液的自发过程称为渗透。渗透现象产生的特定条件：一是有半透膜存在，二是半透膜两侧液体存在浓度差。在一定温度下，渗透压只与溶液中溶质的粒子数成正比，而与溶质本性无关。相同温度下，渗透压相等的溶液称为等渗溶液。当渗透压不相等时，渗透压高的称为高渗溶液，渗透压低的称为低渗溶液。

第六章

溶液的配制

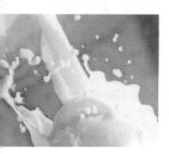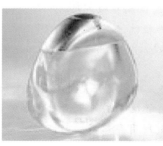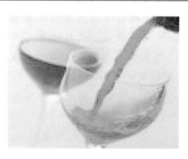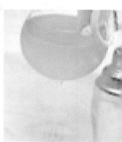

在我们的生活中，会接触到各种各样的溶液：诱人的香水、淡雅的茶水、醇香的葡萄酒，可以治病的药液……本章将学习各种溶液的配制方法。

第一节　常用容量仪器

通过本节的学习，你将会

1. 知道常用的容量仪器；
2. 能正确使用各种容量仪器。

一、常用容量仪器类别

● 思考与讨论 ●

你知道化学实验室中常见的化学仪器有哪些吗？其中哪些属于容量仪器呢？

常用容量分析仪器主要有容量瓶、滴定管、移液管、量筒、量杯（图6-1）等。

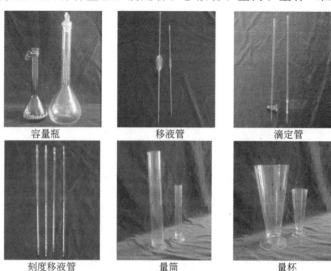

容量瓶　　　移液管　　　滴定管

刻度移液管　　　量筒　　　量杯

图6-1　常用容量分析仪器

资料库 ▶▶▶

化学实验室常用仪器

化学实验室常用仪器主要有：一是用于质量、体积、温度、密度等的测定的计量类仪器，包括滴定管、移液管、量筒、量杯、温度计、比重计等，多为玻璃量器；二是用于发生化学反应的仪器，如试管、烧瓶（圆底、平底）、蒸发皿、坩埚等，多为玻璃或瓷质烧器，也包括一部分可加热的仪器，如烧杯；三是用于盛装或贮存固体、液体、气体等各种化学试剂的容器，主要有试剂瓶等；四是用于过滤、萃取、蒸发、蒸馏、灼烧、结晶、分馏等分离纯化操作的分离类仪器，包括漏斗、分液漏斗、蒸发皿、冷凝器、烧杯等；五是用于固定、夹持的各种夹持固定类仪器，主要有铁夹、铁圈、铁架台、漏斗架、试管架（夹）、滴定架；六是用于试剂、试样的加热处理的加热类仪器，主要有试管、烧杯、烧瓶、蒸发皿、坩埚等；七是组装、连接仪器时所用的配套用的玻璃管、玻璃阀、橡胶管、橡胶塞等用品；最后还包括一些不便于归属上述各类的仪器或用品。

二、常见容量仪器的使用

容量仪器可分为量入式（用 In 表示）和量出式（用 Ex 表示）两种，量出式量器用于量度从量器中排出液体的体积，量入式量器用于量度注入量器中液体的体积。

● 思考与解释 ●
你认为滴定管、移液管、量筒、量杯、容量瓶分别属于量入式还是量出式量器？

1. 量杯

● 观察与思考 ●
量杯操作　使用量杯注意事项：
量取液体应在_____下进行。读数时，视线应与_____相切。量杯不能_____，也不能盛装_____溶液，以免炸裂。
当物质溶解时，其热效应不大者，可将其_____放入量杯内配制溶液。

量杯属量出式量器，是量器中精度最差的一种量器，读取的体积数为排出液体的体积，读取体积时视线应与溶液弯月面下缘平行，如果是不透明液体，则直接与液面平行读数，其余量器读数方法与量杯基本相同。量杯刻度分布不均匀，下密上疏，最大容积值刻于上方，无零刻度，有 10mL、20mL、50mL、100mL、250mL、500mL、1000mL 等多种规格。量杯有左执式和右执式两种。一般 250 mL 以内的量杯为左执式，500 mL 以上为右执式量杯。

2. 量筒

量筒刻度均匀，数值从上到下递减排列，无零刻度值。量筒分有塞、无塞量筒两种。有塞量筒为量入式量筒，无塞量筒有量入式、量出式两种方式，我们常用的是无塞量出式量筒。量筒有 10mL、20mL、50mL、100mL、250mL、500mL 等多种规格。其操作方法与量杯相同。

● 思考与解释 ●

1. 量筒能加热吗？
2. 量筒能直接溶解物质吗？如果可以，有具体要求吗？
3. 量筒应如何读数？

3. 滴定管

滴定管属于量出式量器，是滴定分析中专用于滴定操作的一种精度较高的量器，需进行末位估读，一般读至小数点后两位。滴定管分为酸式滴定管（有阀滴定管）和碱式滴定管（无阀滴定管）两种，酸式滴定管用于盛装除碱液之外的酸性、中性、氧化性溶液以及对玻璃有腐蚀性的液体，如盐酸滴定液；碱式滴定管用于盛装碱性液体和无氧化性的溶液，如氢氧化钠滴定液。用于常量分析的滴定管规格有 25mL、50mL 两种，有无色和棕色两种颜色。棕色滴定管主要用于盛装稳定性较差、见光易分解的滴定液，如硝酸银滴定液。有的无色透明滴定管在背面涂有一条白底蓝线，便于观察、读数，俗称蓝带滴定管，其读数方法与普通滴定管略有不同，装溶液后的蓝带滴定管液面有类似的上下两个弯月面相交，交点位置即为读数位置。

滴定管刻度值由上到下递增排列，零刻度值位于最上方，最大容积值在下方，使用时首先进行检漏，还要用待装液润洗。

● 思考与解释 ●

滴定操作　滴定管如何读数？
你认为图 6-2 中哪种读数方法是正确的？

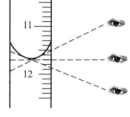

图 6-2　滴定管读数

视野拓展　▶▶▶

酸碱通用的滴定管

目前，由于采用了不会被碱腐蚀的聚四氟乙烯做滴定管的活塞，克服了普通玻璃活塞的酸式滴定管怕碱的缺点，使酸式滴定管可以做到酸碱通用，所以碱式滴定管的使用已经大为减少。

● 观察与思考 ●

移液管操作　试总结使用移液管的操作步骤及注意事项。

4. 移液管

移液管属于量出式量器，用于定量溶液的转移，分为无刻度和有刻度两种，无刻度移液管又称腹式吸管，其中间部分膨大，俗称大肚（胖肚）吸管，有 25mL、50mL、100mL 等规格。有刻度移液管俗称刻度移液管，形状为直形，有 0.1mL、0.2mL、0.5mL、1mL、2mL、5mL、10mL 等规格，有的刻度移液管管上标有"吹"字，使用时需将尖嘴残液吹入容器内。

移液管使用前应用待吸液润洗。

5. 容量瓶

● 观察与思考 ●
容量瓶操作 试总结使用容量瓶的操作步骤及注意事项。

容量瓶属于量入式仪器，为细颈梨形平底玻璃瓶。它主要是用来精确配制一定体积和一定浓度溶液的量器。瓶颈上有标线，一般表示在20℃时液体充满到标线时的体积，即容量瓶所标明的体积。容量瓶有5mL、10mL、25mL、50mL、100mL、250mL、1000mL 等多种规格。

容量瓶的塞子是磨口的，为了防止打破和张冠李戴，一般用橡皮圈将它系在瓶颈上。使用前应检查是否漏水，只有不漏水的容量瓶才可使用。定量转移溶液应当用移液管和滴定管，不能用容量瓶，因瓶壁黏附溶液，倾出量会小于其所示体积。另外，容量瓶不能加热，所以配制溶液时只能做量器，而不能作为溶解的器皿使用。

● 思考与解释 ●
某同学在配制硫酸铜溶液时，用分析天平称取了硫酸铜晶体的量，用量筒取水配成溶液，该操作对吗？为什么？

视野拓展 ▶▶▶

马格拉夫，A. S. Marggraf（1709～1782）

德国化学家，分析化学的先行者，是最早利用显微镜进行化学研究的科学家，1709年3月3日生于柏林，1782年8月7日逝世。

马格拉夫改进了一些分析工具和天平，用火焰法区分钾和钠，对氧化钙、氧化镁和氧化铝进行了识别，建立了铁的试验法。在无机化学方面，他最先制成黄血盐和氰化钾；支持燃素说。他在有机化学方面也颇有建树，于1747年发现了甜菜根中含有甜菜糖，还发现并提纯了樟脑。

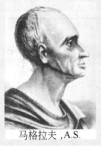

马格拉夫 ,A.S.

思考与复习

1. 滴定管是滴定时准确测量溶液_____的量器，常量分析的滴定管容积有50mL和25mL，最小刻度为_____ mL，读数可估读到_____ mL。

2. 滴定管可分为_____滴定管和_____滴定管。

3. 滴定管读数时，滴定管应保持_____，视线应与_____在同一水平线上。

4. 移液管、吸量管和容量瓶均_____放在烘箱中烘烤。

5. 移液管尖端残液只有在移液管壁标有"_____"字时才可吹入容器。

6. 容量仪器中使用前应进行检漏的是_____、_____。

7. 容量仪器中使用前应用待装液润洗的是_____、_____。

通过本节的学习，你将会

1. 熟悉溶液浓度的表示方法及有关计算；
2. 掌握配制溶液的方法和基本操作。

● 课外实践 ●

你熟悉常见的葡萄酒、果汁饮料、可乐、酱油、生理盐水、葡萄糖注射液浓度组成的表示方法及其含义吗？请你通过调查完成表 6-1。

表 6-1　生活中常见溶液的浓度表示方法

溶　　液	浓度表示方法及含义
葡萄酒	
果汁饮料	
可乐	
酱油	
生理盐水	
葡萄糖注射液	

一、溶液的浓度及其表示方法

● 复习与讨论 ●

1. 什么是溶液？
2. 溶液由什么组成？
3. 什么是溶液的浓度？溶液浓度常有哪几种表示方法？

溶液浓度的表示方法由表 6-2 所列。

表 6-2　溶液浓度的表示方法

浓度表示方法	浓度表示方法的含义
物质的量浓度	单位体积的溶液中所含溶质的物质的量
质量浓度	单位体积的溶液中所含溶质的质量
质量分数	单位质量的溶液中含有溶质的质量
体积分数	单位体积的溶液中所含溶质的体积数（同温同压）
滴定度（T）	① 表示每毫升溶液中含溶质的克数或毫克数 ② 表示每毫升溶液相当于被测物质的克数或毫克数

76 药用化学基础（一）

二、由固体试剂配制溶液

因为化学反应的性质和要求的不同，我们常常需要配制不同的溶液。如果对溶液浓度的准确性要求不高，利用台秤、量筒等低准确度的仪器配制就能满足需要。但在定量测定实验中，往往需要配制准确浓度的溶液，这就必须使用诸如分析天平、移液管和容量瓶等准确度较高的仪器来配制溶液。

1. 质量分数溶液的配制

先算出配制一定质量溶液所需的固体试剂的质量。用台秤称取所需的固体试剂，倒入烧杯中，再用量筒量取所需的蒸馏水也注入烧杯中，搅动，使固体完全溶解，即得所需的水溶液。将溶液转入试剂瓶里，贴上标签，备用。

2. 物质的量浓度、质量浓度溶液的配制

（1）粗略配制　首先，算出配制一定体积溶液所需的固体试剂的用量。其次，用台秤称取所需的固体试剂，倒入带有刻度的烧杯中，加入少量蒸馏水，搅动使其完全溶解。然后，用蒸馏水稀释至刻度，即得所需的溶液。最后，将溶液倒入试剂瓶里，贴上标签，备用。

（2）准确配制　首先，算出配制给定体积的准确浓度溶液所需要的固体试剂用量。其次，将经分析天平准确称取所需的固体试剂放在洁净的烧杯中，加适量蒸馏水使其完全溶解。然后，将溶液转移至与所配溶液体积适配的容量瓶中，用少量蒸馏水洗涤烧杯2~3次，冲洗液也移入容量瓶中，再加蒸馏水至标线处，盖上塞子，将溶液摇匀即成所配溶液。最后，将溶液倒入试剂瓶里，贴上标签，备用。

视野拓展 ▶▶▶

有效数字

1. 有效数字位数的确定

有效数字是实际能够测量到的数字。到底要采取几位有效数字，这要根据测量仪器和观察的精确程度来决定。例如，在用最小刻度为1mL的量筒测量液体体积时，测得体积为17.5mL。其中，17mL是直接由量筒的刻度读出的，而0.5mL是由肉眼估计的。如果将该液体用最小刻度为0.1mL的滴定管测量，测得体积为17.56mL。其中，17.5mL是直接从滴定管的刻度读出的，而0.06mL是由肉眼估计的。

从上面的例子可以看出，有效数字与仪器的精确程度有关，其最后一位数字是估计的（可疑数），其他的数字都是准确的。因此，在记录测量数据时，任何超过或低于仪器精确度的有效位数的数字都是不恰当的。如果在台秤上称得某物质量为7.8g，不可记为7.800g，在分析天平称得某物质量恰为7.800g，亦不可记为7.8g，因为前者夸大了仪器的精确度，后者缩小了仪器的精确度。

有效数字的位数可用以下数值来说明：

数值	0.0056	0.0506	0.5060	56	56.0	56.00
有效数字的位数	2位	3位	4位	2位	3位	4位

数字 1，2，3，4，5，…，9 都可作为有效数字，只有"0"有些特殊。它在数字的中间或数字后面时，则表示一定的数量，应当包括在有效数字的位数中，但是，如果"0"在数字的前面时，它只是定位数字，用来表示小数点的位置，而不是有效数字。

在记录实验数据和有关的化学计算中，要特别注意有效数字的运用，否则会使计算结果不准确。

2. 有效数字的使用规则

（1）加减运算　在进行加减运算时，所有结果的小数点后面的位数应与各加减数中小数点后面位数最少者相同。

（2）乘除运算　在进行乘除运算时，所有的有效数字的位数，应与各数中最少的有效数字位数相同，而与小数点的位置无关。

（3）对数运算　在对数运算中，真数有效数字的位数与对数的尾数的位数相同，而与首数无关。首数是供定位用的，不是有效数字。

【例题 6-1】　如何配制质量分数为 0.09 的 NaCl 溶液 100g？

解　所需 NaCl 质量为 $m(NaCl) = 0.09 \times 100 = 9$（g）

所需水的质量为 $m(H_2O) = 100 - 9 = 91$（g）

配制方法：用台秤称取 9g NaCl，倒入烧杯中。再用量筒量取 91mL 水（因为水在常温下的密度为 1g/mL），也注入烧杯中，搅动，使固体完全溶解，即得 100g 质量分数为 0.09 的 NaCl 溶液。将溶液倒入试剂瓶里，贴上标签，备用。

【例题 6-2】　如何配制 1000mL 5% 的葡萄糖溶液？

解　$m(葡萄糖) = 5\% \times 1000 = 50$（g）

配制方法：用台秤称取葡萄糖 50g，倒入带有 1000mL 刻度的烧杯中，加少量蒸馏水搅动使葡萄糖完全溶解后，用蒸馏水稀释至刻度即得 1000mL 5% 的葡萄糖溶液。将溶液倒入试剂瓶里，贴上标签，备用。

【例题 6-3】　试配制 0.1000mol/L 的邻苯二甲酸氢钾（KHP）溶液 100.00mL。[M（KHP）= 204.44]

解　根据 $c = \dfrac{n}{V} = \dfrac{\dfrac{m}{M}}{V}$

$$m(KHP) = cM(KHP)V$$

$$m(KHP) = 0.1000mol/L \times 204.44g/mol \times \frac{100mL}{1000mL/L} = 2.044g$$

根据题意，该溶液需准确配制。首先，用分析天平准确称取 2.044g 的邻苯二甲酸氢钾，放在洁净的烧杯中，加适量蒸馏水使其完全溶解。其次，将溶液转移到 100mL 容量瓶中，用少量蒸馏水洗涤 2～3 次，冲洗液也移入容量瓶中，再加蒸馏水至标线处，盖上塞子，将溶液摇匀即成所配溶液。最后，将溶液倒入试剂瓶里，贴上标签，备用。

三、溶液的稀释

1. 稀释公式

溶液的稀释是指向浓溶液中加入一定量的溶剂变成稀溶液的操作。稀释时溶液的体积增大，浓度减小，但稀释前后溶质的总量不变。据此，可得如下稀释公式：

$$c_1V_1 = c_2V_2$$

式中，c_1，V_1 为浓溶液的浓度和体积；c_2，V_2 为稀溶液的浓度和体积。在使用该稀释公式进行计算时，应注意稀释前后所用的浓度及体积的单位要一致，而且浓度 c 可以为物质的量浓度、质量浓度及体积分数等。

2. 溶液的配制

(1) 体积分数溶液的配制 按体积分数，用量筒量取液体（或浓溶液）试剂和溶剂的用量，在烧杯中将二者混合，搅动，使其均匀，即得到所需的溶液。或者，用量筒量取一定体积的液体或浓溶液，注入带有刻度的烧杯中，然后用蒸馏水稀释至刻度，搅动均匀即得所需的溶液。最后，将溶液转移到试剂瓶，贴上标签，备用。

(2) 物质的量浓度溶液的配制

① 粗略配制 首先，计算出配制一定体积物质的量浓度所需液体或浓溶液的用量。其次，用量筒量取所需的液体或浓溶液，注入装有少量水的带有刻度的烧杯中，混合。如果溶液放热，需冷却至室温后，再用水稀释至刻度。搅动使其均匀。最后，将溶液转移到试剂瓶，贴上标签，备用。

② 准确配制 由较浓的准确浓度溶液配制较稀的准确浓度溶液的方法是：先根据稀释公式算出配制准确浓度溶液所需已知浓度溶液的用量。然后用移液管吸取所需溶液，注入到所需体积的容量瓶中，再加蒸馏水至标线处，摇匀。最后，将溶液转移到试剂瓶，贴上标签，备用。

【例题 6-4】 如何用 95％的乙醇配制 1000mL 75％的乙醇溶液？

解：根据稀释公式 $\varphi_1 V_1 = \varphi_2 V_2$

$$0.95V_1 = 0.75 \times 1000$$

$$V_1 = \frac{0.75 \times 1000}{0.95} = 789.5 (\text{mL})$$

由此知，需要 789.5mL 95％的乙醇。

配制方法：用量筒量取 95％乙醇溶液 789.5mL，注入带有刻度的烧杯中，用蒸馏水稀释至 1000mL。搅拌均匀后，将溶液转移到试剂瓶，贴上标签，备用。

【例题 6-5】 配制 3mol/L 的盐酸溶液 200mL，需要 6mol/L 的盐酸溶液多少毫升？应如何用配制？

解 根据稀释公式 $c_1 V_1 = c_2 V_2$

$$6\text{mol/L} \times V_1 = 3\text{mol/L} \times 200\text{mL}$$

$$V_1 = \frac{3\text{mol/L} \times 200\text{mL}}{6\text{mol/L}} = 100\text{mL}$$

由此知，需要 100mL 6mol/L 的盐酸溶液。

配制方法：用量筒取 100mL 6mol/L 的盐酸溶液，倒入带有刻度的烧杯中，加入蒸馏水稀释至 200mL。搅拌均匀后，转移到试剂瓶中，贴上标签，备用。

视野拓展 ▶▶▶

一种简捷的溶液混合的计算方法——十字交叉法

在实验室或药房，常常会碰到由一种物质的较浓溶液和较稀溶液来配制中间浓度溶液。比如，用 95％的和 50％的乙醇溶液配制 75％的乙醇溶液。有关计算，可用一种简捷的经验方法——十字交叉法来进行计算。

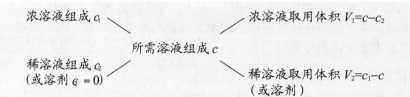

如果将浓溶液与稀溶液的体积按 $V_1:V_2$ 混合，可得任意体积数的所需浓度的溶液，混合液体积 $V=V_1+V_2$（忽略了体积的变化）。

思考与复习

1. 什么是溶液？常用的溶液浓度有哪几种表示方法？
2. 用容量瓶配溶液时，要不要先把容量瓶干燥？要不要被稀释溶液洗三遍？为什么？
3. 如何配制下列溶液
① 500mL 10% 的葡萄糖溶液；
② 250mL 0.85% 的生理盐水；
③ 1000mL 0.1000mol/L 的无水碳酸钠（Na_2CO_3）溶液。
4. 用 500mL 90% 的乙醇可以配制 75% 的消毒酒精多少毫升？
5. 现有 20% NaOH 溶液 60g，加水稀释成 5% NaOH 溶液，问需要加水多少毫升？
6. 实验室需要 2mol/mL H_2SO_4 300mL，需取 18mol/mL H_2SO_4 多少毫升加入水中稀释？

第三节 酸碱溶液的标定

通过本节的学习，你将会

1. 知道确定酸碱溶液准确浓度的方法；
2. 能进行滴定操作；
3. 能进行滴定操作的数据记录和处理。

一、基本概念

● 思考与讨论 ●

何谓标定？何谓标准溶液？何谓基准物质？何谓滴定分析法？

确定溶液准确浓度的过程称之为标定。

已知准确浓度的溶液叫标准溶液，在滴定分析中，也叫滴定液。

基准物质是用于标定溶液准确浓度、纯度高（含量不低于 99.9%）、物质组成与化学式完全符合、性质稳定的物质。

滴定分析法是化学分析中常用的一种分析方法，是将标准溶液滴加到待测溶液中，直到所滴加的试剂与待测组分按化学计量关系定量反应完全为止，根据试剂溶液的浓度和用量，计算待测组分含量的分析方法。

二、酸碱滴定法

滴定分析法又称容量分析法，主要包括酸碱滴定法、配位滴定法、沉淀滴定法和氧化还原滴定法四大类。

酸碱滴定法是以水溶液中的质子转移反应为基础的滴定分析法，又称中和法。常用指示剂有甲基橙、甲基红、酚酞等，广泛应用于测定酸、碱以及能与酸碱直接或间接发生反应的物质。

三、滴定操作

● 演示与观察 ●

滴定操作及滴定管夹见图 6-3。

将滴定液由滴定管滴加到待测物质溶液中的操作过程称之为滴定。

试总结滴定操作要点。

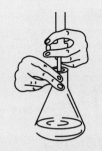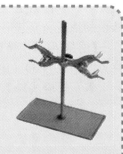

图 6-3 滴定操作及滴定管夹

拓展阅读 ▶▶▶

当滴入的滴定液与待测组分定量反应完全，也就是两者物质的量刚好达到化学反应式所表示的化学计量关系时，则反应达到了化学计量点。

在滴定过程中，指示剂发生颜色变化的转变点称之为滴定终点。

化学计量点与滴定终点不一定重合，由此所造成的分析误差称为终点误差。

四、酸碱溶液的标定

● 思考与讨论 ●

标准溶液应如何配制？

可采用何种方法进行标定？

标准溶液的配制可采用直接法或者间接法进行配制；标定的方法有基准物质标定法和滴定液比较标定法。

1. 滴定液的配制

（1）直接法 基准物质可采用直接法配制。精密称取一定量基准物质，用少量溶剂溶解后定量转移至容量瓶中，稀释至刻度即得。

（2）间接法 不符合基准物质条件的试剂可采用此法配制。先配成近似浓度溶液后再进行标定。

2. 滴定液的标定

（1）基准物质标定法

① 多次称量法　采用减重法称取基准物质2～3份，分别溶于适量溶剂中，然后用待标定的溶液滴定，根据基准物质质量和待标定液消耗的体积计算该溶液的准确浓度，平行测量2～3次，取其平均值即得。

② 移液管法　精密称定一份基准物质，溶解后定量转移至容量瓶中，稀释至刻度，用移液管精密量取2～3份该溶液，用待标定液滴定，根据基准物质量、容量瓶体积及移取的溶液体积和待标定液消耗的体积计算该溶液的准确浓度，平行测量2～3次，取其平均值即得。

（2）滴定液比较法　准确量取一定体积的待标定液，用另一已知浓度的滴定液滴定，反之亦可，平行测定2～3份，根据待标定液消耗的体积和滴定液的浓度、消耗的体积计算该溶液的浓度，取其平均值即得。

【例题 6-6】 精密称取基准物质邻苯二甲酸氢钾（KHP）0.4048g，标定 NaOH 溶液，终点时消耗 NaOH 溶液 20.12mL，计算 NaOH 溶液的浓度。（$M_{KHP} = 204.44g/mol$）

解　反应式如下：

$$n_{KHP} = m/M = 0.4048g \div 204.44g/mol = 1.9800 \times 10^{-3} mol$$

$$n_{NaOH} = cV = c(mol/L) \times 20.12mL \times 10^{-3} L/mL$$

根据反应式有：$n_{KHP} = n_{NaOH}$

则 $c = 1.9800 \times 10^{-3} \times 1000 \div 20.12 = 0.09841$（mol/L）

答：NaOH 溶液的浓度为 0.09841mol/L。

【例题 6-7】 用 0.1mol/L 的 NaOH 滴定液标定 HCl 溶液，用移液管取 HCl 溶液 25mL，消耗 NaOH 滴定液 23.67mL，已知 NaOH 滴定液的浓度为 0.1087mol/L，求 HCl 的浓度。

解　反应式为：

$$NaOH + HCl \Longrightarrow NaCl + H_2O$$

根据反应式知：$c_{HCl}V_{HCl} = c_{NaOH}V_{NaOH}$

$$c_{HCl} = \frac{c_{NaOH} \times V_{NaOH}}{V_{HCl}}$$

$$c_{HCl} = 0.1087 \times 23.67 \div 25.00 = 0.1029(mol/L)$$

答：HCl 溶液的浓度为 0.1029mol/L。

● **思考与练习** ●

1. 总结【例题 6-6】、【例题 6-7】，写出滴定分析计算的基本公式。

2. 通过计算把下面的表格填写完整。

练习　精密量取 20.00mL 的待测氢氧化钠溶液于锥形瓶中，加入甲基橙指示剂，用 HCl 标准溶液进行滴定，以此来标定待测氢氧化钠溶液的浓度。已知：HCl 标准溶液的浓度是 0.1012mol/L。

项　目	Ⅰ	Ⅱ	Ⅲ
$V_{初 HCl}/mL$	0.02	0.00	0.05
$V_{终 HCl}/mL$	20.29	20.27	20.30
$V_{消耗 HCl}/mL$			
$c_{NaOH}/(mol/L)$			
平均浓度 $c_{NaOH}/(mol/L)$			

思考与复习

1. 何谓标定？何谓标准溶液？何谓基准物质？何谓滴定分析法？

2. 标准溶液应如何配制？可采用何种方法进行标定？

3. 精密称取基准物质邻苯二甲酸氢钾（KHP）0.4123g，标定 NaOH 溶液，终点时消耗氢氧化钠溶液 23.20mL，计算 NaOH 溶液的浓度。（$M_{KHP} = 204.22$）

4. 用基准无水碳酸钠（Na_2CO_3，$M = 106.0$）标定盐酸溶液，取样量为 0.1078g，消耗盐酸 22.56mL，求盐酸的浓度。

5. 精密吸取 25.00mL 的待测 HCl 溶液于锥形瓶中，加入酚酞指示剂，用 NaOH 标准溶液进行滴定，以此来标定待测 HCl 溶液的浓度。已知：NaOH 标准溶液的浓度是 0.1009mol/L。

项　目	Ⅰ	Ⅱ	Ⅲ
$V_{初 NaOH}/mL$	0.02	0.00	0.01
$V_{终 NaOH}/mL$	24.28	24.30	24.32
$V_{消耗 NaOH}/mL$			
$c_{HCl}/(mol/L)$			
平均浓度			
$c_{HCl}/(mol/L)$			

通过计算把上面的表格填写完整。

本章归纳与整理

1. 常用容量仪器的使用

① 常用的容量仪器主要有：容量瓶、量杯、量筒、移液管、滴定管。

② 容量仪器可分为量入式和量出式两种。

属于量入式容器的有容量瓶；属于量出式容器的有量杯、滴定管、移液管；有塞量筒为量入式量筒，无塞量筒则量入式、量出式两种定量方式均有。

③ 量杯、量筒属于粗量器；滴定管、容量瓶、移液管则属于比较精密的量器。

④ 容量仪器在读数时应注意视线与溶液弯月面下缘平行，如果是不透明液体或有色液体，可直接按液面最高点处读数。

⑤ 使用时要进行检漏的容量仪器是滴定管、容量瓶。使用时要用待装液或待吸液润洗的是滴定管、移液管。定量转移溶液应当用移液管和滴定管。

⑥ 容量仪器不能烘干。

⑦ 量杯、量筒量取液体应在室温下进行；量杯、量筒不能加热，也不能用于装热溶液；当物质溶解时，其热效应不大者，可将其直接放入量杯内配制溶液。

⑧ 滴定管分为酸式滴定管和碱式滴定管两种，酸式滴定管用于盛装除碱液之外的酸性、中性、氧化性溶液以及对玻璃有腐蚀性的液体；碱式滴定管用于盛装碱性液体和无氧化性的溶液；棕色滴定管主要用于盛装稳定性较差，见光易分解的滴定液。

⑨ 移液管分为无刻度和有刻度两种，无刻度移液管又称腹式吸管，其中间部分膨大，俗称大肚（胖肚）吸管，有刻度移液管俗称刻度移液管。

⑩ 掌握操作：量杯操作、量筒操作。

2. 由固体试剂配制溶液

① 溶液的浓度及其表示方法有：物质的量浓度、质量浓度、质量分数、体积分数、摩尔分数、质量摩尔浓度、滴定度。

② 用固体试剂配制溶液的一般步骤是：称取一定质量的溶质或一定质量的溶剂、量取一定体积的溶剂，混合均匀即得。

应注意：在配制溶液时，可以用托盘天平或台秤称量物质的质量，用量筒或量杯量取体积进行配制；如果需要精确配制溶液，则应用分析天平和容量瓶进行配制。

③ 称重工具主要有台秤、天平等。称重方法有直接称重法、固定质量称重法、减重法。

④ 掌握操作：托盘天平操作、电子天平操作、减重法操作、容量瓶操作、固体试剂配制溶液操作。

⑤ 掌握计算：用固体试剂配制溶液的相关计算，如浓度、取用量等量的计算。

3. 溶液的稀释

① 一定体积溶液配制的一般步骤是将一定质量（或体积）的溶质与适量溶剂混合，完全溶解并混合均匀后，再加溶剂至所需体积，搅拌均匀即可。

② 稀释公式：$c_1V_1 = c_2V_2$。

③ 掌握操作：溶液的稀释和混合操作。

④ 掌握计算：溶液稀释和混合的相关计算，如浓度、取用量等量的计算。

4. 酸碱溶液的标定

① 基本概念：标定、基准物质、滴定液、滴定、酸碱滴定法。

② 标准溶液配制的方法有直接法、间接法。

③ 溶液浓度标定的方法有基准物质标定法和滴定液比较标定法。

④ 基准物质应具备的条件：纯度高（含量不低于 99.9%）、物质组成与化学式完全符合、性质稳定。

⑤ 掌握以下操作：玻璃仪器的洗涤操作、移液管操作、滴定管操作、滴定操作。

⑥ 掌握计算：被标定液浓度的计算。

第七章

有机化合物

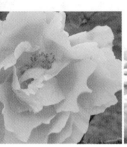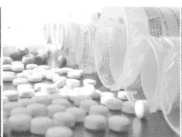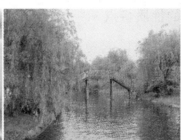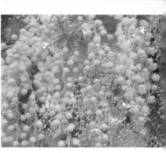

地球上所有的生命体中都含有大量有机化合物。我们每天都要接触大量的有机化合物，如我们吃的米饭、水果，喝的酒，调味用的醋，染色用的染料……有机化合物对人类的生命、生活、生产有极重要的意义。本章我们就来学习有机化合物的知识。

第一节　有机化合物的概念及其性质特点

通过本节的学习，你将会

1. 知道有机化合物和无机化合物的区别；
2. 理解有机化合物的概念和特点；
3. 认识多彩的有机化合物世界。

一、有机化合物的概念

自然界物质的种类很多，根据它们的组成、结构和性质等方面的特点，分为无机化合物（简称无机物）和有机化合物（简称有机物）两大类。

有机物是指有生机之物，通常指含碳元素的化合物，或碳氢化合物及其衍生物总称为有机物。无机物是无机化合物的简称，通常指不含碳元素的化合物。少数含碳的化合物，如一氧化碳、二氧化碳、碳酸盐、氰化物等也属于无机物。

人类对有机物的认识是在实践中逐渐加深的。19世纪以前，人们只能从动、植物等有机体获取有机物，因此简单地认为有机物不能用人工合成，是在"生命力"的作用下产生的物质。"有机物"这个名称也由此而来，意思是"有生机之物"。1828年德国化学家维勒（F. Wöhler）首次用人工方法从无机物制成了有机物——尿素。继维勒之后，1845年，科学家合成了醋酸，1854年合成了脂肪。这些成果证明，无机物和有机物之间并没有绝对界限，它们在一定条件下是可以转化的。现在，人们不但能合成自然界中已有的许多有机物，而且能够合成自然界中原来没有的多种性质优良的有机化合物，如合成树脂、合成橡胶、合成纤维和许多药物、染料等。因此，"有机物"一词也就失去了原有的涵义，只是因为大家习惯用这个名称，所以一直沿用至今。

● 思考与讨论 ●

想一想，下列物质中哪些是有机物？为什么？

水、酒、醋、糖、盐、油、棉花、蛋白质

二、有机化合物的性质特点

虽然有机化合物的数目、种类繁多，性质各异，但大多数有机化合物具有共同的特性，与无机化合物，特别是与无机盐类相比较，有机化合物一般有如下的特点。

① 大多数有机化合物都可以燃烧，有些有机化合物如汽油等很容易燃烧。

② 一般有机化合物的热稳定性较差，易受热分解，许多有机化合物在 200～300℃ 时即逐渐分解。

③ 许多有机化合物在常温下是气体、液体。常温下为固体的有机化合物，它们的熔点一般也很低，熔点超过 300℃ 的有机化合物很少，这是因为有机化合物晶体一般是由较弱的分子间引力维持所致。

④ 一般有机化合物的极性较弱或是完全没有极性，而水的极性很强，因此一般有机化合物难溶或不溶于水。但一些极性较强的有机化合物，如低级醇、羧酸、磺酸等也易溶于水。不溶于水的有机化合物往往可溶于某些有机溶剂，如苯、乙醚、丙酮、石油醚等。

⑤ 有机化合物的化学反应，多数不是离子反应，而是分子间的反应。除了某些反应（多数为放热的自由基型反应）的反应速率极快外，大多数有机反应需要一定时间才能完成反应。为了加速反应，常常采取加热、加入催化剂或光照等手段。

⑥ 有机反应往往不是单一的反应，反应物之间同时进行若干不同的反应，可以得到几种产物。一般把在某一特定反应条件下主要进行的一个反应叫做主反应，其他的反应叫做副反应。选择最有利的反应条件以减少副反应来提高主要产品的数量（收率）也是有机化学家的一项重要任务。

● 思考与解释 ●

你认为可以用哪种最简单的方法来鉴别一种物质是有机物还是无机物？说出你的理由。

视野拓展 ▶▶▶

有机化合物与人类的关系

有机化合物与人类的关系非常密切，人们的衣食住行各个方面都离不开它。人们每天穿的衣服、裤子、鞋子、袜子等都是有机物构成的；每天吃的饭、菜、粥、面，烧菜用的油、酒、酱、醋、糖，喝的茶、咖啡等也都是有机物构成的。人类的生命过程，归结起来，就是人体内各个器官、组织对于有机物进行分解、消化、吸收和排泄的过程。对于药学专业的学生，掌握一定的有机化学知识对于今后的学习、工作都有很大的帮助。因为药物绝大部分都是有机化合物，药物作用的机制也都是有机化学反应。有机化学与医药卫生有如此紧密的联系，作为未来的医药工作者，应该认真学习有机化学，为将来的进一步学习和工作奠定坚实的基础。

1. 什么是有机物?
2. 有机化合物有哪些特性?

第二节　有机化合物的基本结构及同分异构现象

通过本节的学习，你将会

1. 知道有机化合物的结构特点;
2. 理解有机化合物的结构表示方法;
3. 会用结构式、结构简式表示简单有机物的分子结构。

一、有机化合物的结构特点

有机物的主要组成元素为碳，因此碳原子的结构决定了有机物的结构特点。

1. 碳原子的结构特点

碳原子最外层的 4 个电子，能以 4 个共价键与其他原子结合。如甲烷分子（CH_4）中，碳原子以 4 个共价键与 4 个氢原子连在一起，电子式表示为：

$$
\begin{array}{c}
H \\
H \overset{\times}{\underset{\times}{C}} H \\
H
\end{array}
$$

式中，"·"表示碳原子的最外层电子;"×"表示氢原子的电子。

一个共价键（或一对共用电子对）常用一根短线 " — " 表示，甲烷分子（CH_4）的结构可以表示为：

$$
\begin{array}{c}
H \\
H-C-H \\
H
\end{array}
$$

2. 碳原子的结合方式

在有机化合物中，碳原子不仅可以与氢原子或其他元素的原子相结合，而且碳原子之间也可以通过共价键相连接，它们或以共用一个电子对形成单键（C—C），也可以共用两个或三个电子对分别形成双键（C＝C）或叁键（C≡C）。

$$
-\overset{|}{\underset{|}{C}}-\overset{|}{\underset{|}{C}}- \qquad \diagup\hspace{-0.2em}C=C\hspace{-0.2em}\diagdown \qquad -C\equiv C-
$$

碳原子间还可以互相结合成链状、环状，构成有机化合物的基本骨架。

二、有机化合物分子结构的表示法

1. 结构式

这种表示方法不仅表示分子中原子的种类和数目，而且还表示了原子之间的连接顺序和方式。短线"—"表示一个共价键，"="表示两个共价键，"≡"表示三个共价键。有机化合物分子中，各原子之间大多以共价键结合在一起。

$$
\begin{array}{cccc}
\overset{\displaystyle H}{\underset{\displaystyle H}{H-C-H}} & \overset{\displaystyle H\;\;H}{\underset{\displaystyle H\;\;H}{H-C-C-H}} & \overset{\displaystyle H}{\underset{\displaystyle H}{\;\;}}C=C\overset{\displaystyle H}{\underset{\displaystyle H}{\;\;}} & H-C\equiv C-H \\
\text{甲烷 (CH}_4\text{)} & \text{乙烷 (C}_2\text{H}_6\text{)} & \text{乙烯 (C}_2\text{H}_4\text{)} & \text{乙炔 (C}_2\text{H}_2\text{)}
\end{array}
$$

由上可知，结构式是表示有机化合物分子中原子之间连接顺序和方式的一种图示。但是由于有机物绝大多数原子数目众多，结构复杂，通常用结构简式来表示。

> ● 思考与讨论 ●
> 无机化合物分子中，各原子之间是以什么键结合在一起的呢？

2. 结构简式

有机化合物分子中，碳原子数目多、结构较复杂时，用结构式表示是很麻烦的，为了方便使用，常把原子间的单键省略。例如表 7-1 所示。

表 7-1　常见有机物的结构式和结构简式

名　称	结 构 式	结构简式
乙烷	$\overset{H\;\;H}{\underset{H\;\;H}{H-C-C-H}}$	CH_3CH_3
乙烯	$\overset{H}{}C=C\overset{H}{}$	$CH_2{=}CH_2$
乙炔	$H-C\equiv C-H$	$CH\equiv CH$
1-戊烯-4-炔	$\overset{H\;\;H\;\;H}{\underset{H}{H-C=C-C-C\equiv C-H}}$	$CH_2{=}CHCH_2C\equiv CH$

> ● 思考与解释 ●
> 原子间的单键可以省略，那么双键和叁键可以省略不写吗？

三、有机化合物的同分异构现象

在有机化合物中，有时候会出现两种物质具有同一分子式的现象。例如乙醇（CH_3CH_2OH）

和二甲醚（CH_3OCH_3），分子式都是 C_3H_6O，而它们的结构却并不相同，理化性质也有很大差异。

在有机化学中，像这样具有同一分子式，**而结构不同的化合物，互称为同分异构体**，这种现象称为**同分异构现象**。

● 思考与解释 ●
什么是同位素？含有同位素的两种化合物是同分异构体吗？

视野拓展 ▶▶▶

木乃伊的年龄

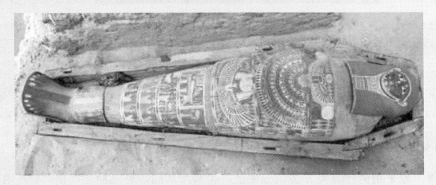

图 7-1　木乃伊

木乃伊（图 7-1）即"人工干尸"。此词译自英语 mummy，源自波斯语 mumiai，意为"沥青"。世界许多地区都有用防腐香料或用香油（或药料）涂尸防腐的方法，而以古埃及的木乃伊最为著名。古代埃及人用防腐的香料殓藏尸体，年久干瘪，即形成木乃伊。古埃及人笃信人死后，其灵魂不会消亡，仍会依附在尸体或雕像上，所以，法老等死后，均制成木乃伊，作为对死者永生的企盼和深切的缅怀。

那么如何才能算出一具木乃伊的年龄呢？

其实，地球每天无时无刻都在接收着不同能量的宇宙射线，当碰到大气中不同的粒子时，会产生带有高能量的中子。中子碰上氮原子后会产生 ^{14}C 原子，而 ^{14}C 是一种放射性元素，其半衰期（half-life）为 5700 年。

在大气中的 ^{14}C 会与氧气结合成 CO_2，并通过光合作用储存于植物中。此外，动物亦因进食植物而把 ^{14}C 储存起来。虽然 ^{14}C 会被分裂，但由于动物会不断吸取新的 ^{14}C，所以在动物体内的 ^{14}C 和 ^{12}C 的比例是相对固定的。但是当生物死去后，^{14}C 的份量便因继续分裂及没有新的补充而不断下降。所以，科学家只需将动物残骸里的 ^{14}C 及它在生物中的份量作一比较，便能计算出动物的年龄。

$$时间 = \frac{\ln \frac{N_f}{N_o}}{-0.693} \times 5700 \ 年 \qquad \frac{N_f}{N_o} = {}^{14}C \ 在动物残骸样本和它在生物的比例$$

不过，利用 ^{14}C 测定古代尸骸或骸骨的岁数是有两个限制的：①因为 ^{14}C 的半衰期为 5700 年，故此其准确性大约为 60000 年；②由于在 20 世纪 40 年代开始不断有核子的应用，所以任何生物在 20 世纪 40 年代以后死去的，都难以准确地估计其岁数。

1. 碳原子在结构上有什么特点？
2. 什么是有机化合物的同分异构现象？
3. 试写出丙烷（C_3H_8）、乙醇（C_2H_5OH）的结构式和结构简式。
4. 写出下列化合物的分子式并判断哪些物质是同分异构体。

(1) $CH_2\!=\!CHOCH_3$　　　　　　(2) $CH_3CH\!=\!CHCOOH$

(3) $CH_2\!=\!CHCH_2OH$　　　　　　(4) CH_3CH_2CHO

(5) $CH_2\!=\!CHCOOCH_3$　　　　　 (6) CH_3COCH_3

第三节　有机化合物的分类及命名

通过本节的学习，你将会

1. 知道有机化合物的分类情况；
2. 掌握有机化合物的命名方法。

一、有机化合物的分类

有机物一般采用两种分类方法。一种是以碳架为基础，另一种是以化合物所含的官能团为基础。

1. 按碳架分类

（1）开链化合物　碳原子连成链状的化合物。最初这类化合物是从动物脂肪中获得，又称为脂肪族化合物。例如：

$$CH_3\!-\!CH_3 \qquad CH_2\!=\!CH_2 \qquad CH\!\equiv\!CH \qquad CH_3\!-\!CH_2\!-\!CH_2\!-\!OH \qquad CH_3\!-\!COOH$$
$$\text{乙烷} \qquad\quad \text{乙烯} \qquad\quad\ \text{乙炔} \qquad\qquad\qquad \text{丙醇} \qquad\qquad\qquad \text{乙酸}$$

（2）脂环族化合物　脂环族化合物的结构和性质与脂肪族化合物的相似，故称为脂环族化合物。如

（3）芳香族化合物　化合物中含有苯环，它们的结构和性质与脂环族化合物不同，有芳香性，故称为芳香族化合物。例如：

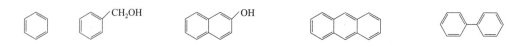

（4）杂环化合物　组成环骨架的原子除碳外，还有杂原子，这类化合物称为杂环化合物。如：

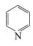 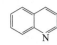

2. 按官能团分类

能决定化合物的特性的原子或原子团称为官能团。按照所含的官能团，有机化合物可以分为烃、卤代烃、醇、酚、醚、醛、酮、羧酸等，见表7-2。

表7-2　一些常见官能团及其名称

官能团名称	官能团结构	化合物类别	实　例
双键	C=C	烯	CH₂=CH₂（乙烯）
叁键	—C≡C—	炔	$H_3C-C\equiv C-H$（丙炔）
醇羟基	—OH	醇	CH_3-CH_2-OH（乙醇）
酚羟基	—OH	酚	（苯酚）
醛基	—CHO	醛	H_3C-CHO（乙醛）
羰基	C=O	酮	$H_3C-CO-CH_3$（丙酮）
羧基	—COOH	羧酸	$H_3C-COOH$（乙酸,醋酸）
酯基	—COO—	酯	$H_3C-COO-CH_2CH_3$（乙酸乙酯）
磺酸基	—SO₃H	磺酸	（苯磺酸）
氨基	—NH₂	胺	H_3C-NH_2（甲胺）
巯基	—SH	硫醇	H_3C-SH（甲硫醇）
巯基	—SH	硫酚	（硫酚）
卤原子	—X	卤烃	CH_3CH_2Br（溴乙烷）
卤代甲酰基	—CO—X	酰卤	$H_3C-CO-Cl$（乙酰氯）
氨基甲酰基	—CO—NH₂	酰胺	$H_3C-CO-NH_2$（乙酰胺）
硝基	—NO₂	硝基化合物	H_3C-NO_2（硝基甲烷）
氰基	—CN	腈	H_3C-CN（乙腈）

● 思考与讨论 ●

找一找，下列有机物都有什么官能团？

CH_3—CHO ，　　$CH_3CH=CH_2$ ，　　 OH ，　　 OH ，　　 O NH$_2$

二、有机化合物的命名

有机化合物的常见命名法主要有三种：俗名、系统命名法、普通（习惯）命名法。其中，**用系统命名法命名得来的名称叫做有机化合物的学名。**

（一）俗名及缩写

有些化合物常根据它的来源而用俗名，如沼气（CH_4 在沼泽气泡中发现），酒精（CH_3CH_2OH 在酒中发现），醋酸（CH_3COOH 在醋中发现），后来发展为依据其特性和用途命名。表 7-3 列出了一些的常见有机化合物的结构、俗名和学名。

表 7-3　常用有机化合物的结构、俗名和学名

有机物	俗名	学名	有机物	俗名	学名
CH_4	沼气	甲烷	HCOOH	蚁酸	甲酸
CH_3OH	木醇、木精	甲醇	CH_3COOH	醋酸	乙酸
CH_3CH_2OH	酒精	乙醇	$CH_3CH=CHCHO$	巴豆醛	2-丁烯醛
$CHCl_3$	氯仿	三氯甲烷	COOH（苯环）	安息香酸	苯甲酸
CHO（苯环）	苦杏仁油	苯甲醛	COOH OH（苯环）	水杨酸	邻羟基苯甲酸
CH_2OH $CHOH$ CH_2OH	甘油	丙三醇	CH_2COOH NH_2	甘氨酸	α-氨基乙酸
CH_2OH CH_2OH	甘醇	乙二醇	COOH COOH	草酸	乙二酸
OH（苯环）	石炭酸	苯酚	O_2N OH NO_2 NO_2（苯环）	苦味酸	2,4,6-三硝基苯酚
CHO OH（苯环）	水杨醛	邻羟基苯甲醛	$CH_3CHCOOH$ NH_2	丙氨酸	α-氨基丙酸

（二）系统命名法

用系统命名法可以对各类有机化合物进行命名，它可以达到准确反映结构及统一名称的两个目的。

1. 烷烃的命名

烷烃的命名是所有开链烃及其衍生物命名的基础。命名的步骤及原则介绍如下。

（1）选主链　选择最长的碳链为主链，有几条相同的碳链时，应选择含取代基多的碳链为主链。

（2）编号　给主链编号时，从离取代基最近的一端开始。若有几种可能的情况，应使各取代基都有尽可能小的编号或取代基位次数之和最小。

① 从最接近取代基的一端开始，将主链碳原子用 1、2、3……编号。

② 从碳链任何一端开始，第一个支链的位置都相同时，则从较简单的一端开始编号。

③ 若第一个支链的位置相同，则依次比较第二个、第三个支链的位置，以取代基的系列编号最小（最低系列原则）为原则。

（3）书写名称　用阿拉伯数字表示取代基的位次，先写出取代基的位次及名称，再写烷烃的名称；有多个取代基时，简单的在前，复杂的在后，相同的取代基合并写出，用汉字数字表示相同取代基的个数；阿拉伯数字与汉字之间用半字线"-"隔开。例如：

$$\begin{array}{cccccc} 1 & 2 & 3 & 4 & 5 & 6 \\ CH_3-CH-CH-CH-CH_2-CH_3 & & & & & \text{主链} \\ & |\ CH_3 & |\ CH_2 & |\ CH_3 & & \\ & & |\ CH_3 & & & \end{array}$$

2,4-二甲基-3-乙基己烷

可将烷烃的命名归纳为十六个字：最长碳链，最小定位，同基合并，由简到繁。

2. 不饱和烃的命名

以含有 C＝C 或 C≡C 的长碳链为主链命名某烯或某炔。从离 C＝C 或 C≡C 较近的一端为起点，将主链碳原子编号，以确定 C＝C 或 C≡C 以及取代基的位置。例如：

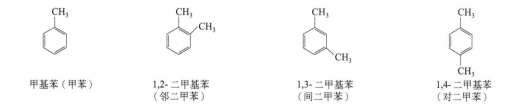

$$\begin{array}{cccc} 4 & 3 & 2 & 1 \\ CH_3-CH-C=CH_2 \\ & |\ CH_3 & |\ CH_3 \end{array}$$

2,3-二甲基-1-丁烯

$$\begin{array}{cccccc} 6 & 5 & 4 & 3 & 2 & 1 \\ CH_3-CH-CH_2-CH-C\equiv CH \\ & |\ CH_3 & & |\ CH_2 \\ & & & |\ CH_3 \end{array}$$

5-甲基-3-乙基-1-己炔

$$\begin{array}{cccc} 1 & 2 & 3 & 4 \\ CH_2=C-CH=CH_2 \\ & |\ CH_3 \end{array}$$

2-甲基-1,3-丁二烯

3. 芳香烃的命名

先读取代基（侧链）后读苯环。

例如：

甲基苯（甲苯）　　1,2-二甲基苯（邻二甲苯）　　1,3-二甲基苯（间二甲苯）　　1,4-二甲基苯（对二甲苯）

● 思考与练习 ●

1. 你认为化合物 CH_3CH_2CH=$CHCH_3$ 名称应该是 2-戊烯还是 3-戊烯?

2. 用系统命名法命名下列物质:

(1) $CH_3CH_2CHCH(CH_3)_2$
$\quad\qquad\qquad |$
$\quad\qquad\quad CH(CH_3)_2$

(2) CH_3CH_2C=CH_2
$\qquad\qquad\quad |$
$\qquad\qquad CH_2CH_2CH_3$

(3)

(4) CH_3C≡CCH_3

视野拓展 ▶▶▶

有机化合物的习惯命名法

有机化合物的命名除了俗名和系统命名法以外,还有一种常用的命名法称为习惯命名法,适用于一些结构简单的有机化合物。其基本原则如下。

① 按有机化合物的分子中碳原子的数目称为某烷或某烯(炔、醇、醛、酸、胺等)。碳原子数在十个以下的用甲、乙、丙、丁、戊、己、庚、辛、壬、癸来表示,十个以上的用中文数字十一、十二……来表示。

② 异构体的表示 在某烷或某烯(炔……)前加上正、异、新来区别。

a. 正:表示碳链是直链而无支链、官能团位于直链末端的有机化合物。例如:

$CH_3CH_2CH_3CH_3$ 正丁烷

$CH_3CH_2CH_2CH_2CH_2OH$ 正戊醇

$CH_3CH_2CH_2CH_2CH_2COOH$ 正己酸

b. 异:指碳链一端的第二个碳原子上连有一个甲基,其余再无支链,官能团位于直链末端的有机化合物。例如:

$CH_3CHCH_2CH_3$
$\quad\;\; |$
$\quad\; CH_3$ 异戊烷

$CH_3CHCH_2CH_2CH_2OH$
$\quad\;\; |$
$\quad\; CH_3$ 异己醇

c. 新:一般指碳链一端的第二个碳原子上连有两个甲基,其余再无支链,而官能团位于两个甲基的另一末端的有机化合物。例如:

$\qquad\quad CH_3$
$\qquad\quad |$
$CH_3CCH_2CH_3$
$\qquad\quad |$
$\qquad\quad CH_3$ 新己烷

$\qquad\quad CH_3$
$\qquad\quad |$
$CH_3CCH_2CH_2CH_2OH$
$\qquad\quad |$
$\qquad\quad CH_3$ 新庚醇

思考与复习

1. 有机化合物有哪些分类方法？
2. 有机化合物是怎么命名的？
3. 根据俗名写出下列物质主要成分的结构简式。
① 沼气　　　　　　　② 酒精
③ 甘油　　　　　　　④ 醋酸
⑤ 氯仿　　　　　　　⑥ 水杨酸
4. 用系统命名法命名下列有机化合物。

① $CH_3-CH-CH=CH_2$
　　　　　$|$
　　　　　CH_3

② $CH_2=C-CH=CH_2$
　　　　　$|$
　　　　　CH_3

③ 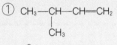CH_2COOH

④ $(C_2H_5)_4C$

* 5. 参照习惯命名法规则，给下列化合物命名。

① $CH_3CH_2CH_2CH_2CH_2CH_2CH_2CH_2CH_3$

② $CH_3CHCH_2CH_2CH_3$
　　　　$|$
　　　　CH_3

③ CH_3CCH_3 （上下各一个CH_3）

第四节　烃类化合物

通过本节的学习，你将会

1. 知道烃的含义及分类情况；
2. 掌握烯烃和炔烃的官能团及其化学性质；
3. 认识简单的芳香烃。

只含碳和氢两种元素的化合物称为**碳氢化合物**，简称为**烃**。烃是最简单的有机化合物，其他的有机化合物可以看作是烃的衍生物。

根据分子结构，烃可以分为两类。分子中的碳原子连接为开链状的烃叫做**链烃**，又称**脂肪烃**。碳原子连接成环状的烃叫做**环烃**。链烃又可以分为饱和烃与不饱和烃。环烃中有一类与脂肪烃性质相似，称为脂环烃，另一类则为芳香烃。

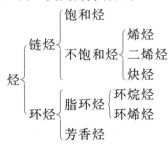

一、烷烃

烷烃是含氢最多的烃，分子中的碳原子以单键成链，剩下的键完全被氢原子饱和，因此是一类饱和烃。

烷烃中最简单的是甲烷，其余依次为乙烷、丙烷、丁烷等。

● 思考与练习 ●

你能写出甲烷、乙烷、丙烷、丁烷的分子式、结构式和结构简式吗？仔细观察它们的结构简式，看看它们在组成上是否有什么规律可循？

甲烷和乙烷的分子式相差一个 CH_2，乙烷和丙烷的分子式也相差一个 CH_2，甲烷和丙烷的分子式相差 2 个 CH_2。也就是说，相邻两个烷烃分子式之差为 CH_2 的整数倍。由此可知，碳原子和氢原子数量之间存在着一定关联。当碳原子数为 n 时，氢原子数为 $2n+2$，因此可以用通式 C_nH_{2n+2} 来表示任何烷烃的分子组成。

凡结构相似，分子式相差 CH_2 或它的整数倍的化合物，彼此互称为**同系物**。例如，甲烷、乙烷、丙烷、丁烷都互为同系物。

● 思考与讨论 ●

什么是同系物？试写出下列各种烷烃的分子式：

辛烷，十八烷，含有 30 个氢原子的烷烃

甲烷即瓦斯，又名沼气，是最简单的有机化合物。其分子式为 CH_4，结构式和分子立体模型如图 7-2 所示。

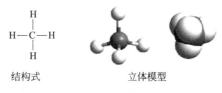

结构式　　　　　　立体模型

图 7-2　甲烷的结构式和立体模型

甲烷是没有颜色、没有气味的气体，沸点 $-161.4℃$，比空气轻，它是极难溶于水的可燃性气体。当空气中甲烷的浓度达到一定比例时，遇火花会发生爆炸。

$$CH_4 + 2O_2 \xrightarrow{\text{火花}} CO_2 + 2H_2O$$

● 思考与解释 ●

煤矿中的瓦斯爆炸是怎么回事？

甲烷的化学性质相当稳定，跟强酸（如 H_2SO_4、HCl）、强碱（如 $NaOH$）或强氧化剂（如 $KMnO_4$）等一般不起反应。在适当条件下会发生氧化、热解及卤代等反应。

沼气技术的发展及应用

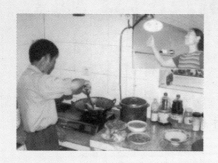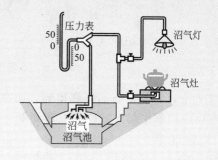

(a)沼气的应用　　　　　　　　　　　　　　(b)沼气工作原理

图 7-3　沼气的应用及工作原理示意

　　沼气（图 7-3），顾名思义就是沼泽里的气体。人们经常看到，在沼泽地、污水沟或粪池里，有气泡冒出来，如果我们划着火柴，可把它点燃，这就是自然界天然发生的沼气。

　　沼气，是各种有机物质，在隔绝空气（还原条件），并具有适宜的温度、湿度下，经过微生物的发酵作用产生的一种可燃烧气体。沼气的主要成分是甲烷，约占所产生的各种气体的60％～80％。甲烷是一种理想的气体燃料，它无色无味，与适量空气混合后即燃烧。每立方米纯甲烷的发热最为34000J，每立方米沼气的发热量约为20800～23600J。即1m³沼气完全燃烧后，能产生相当于0.7kg无烟煤提供的热量。

　　沼气具有能源、生态、环保、经济和社会的多重功能。发展利用沼气技术，解决农民生活和生产能源问题，有利于保护资源和环境。对促进农村社会经济和生态环境协调发展，建设社会主义新农村具有深远意义。农村沼气已成为我国农村能源的一个重要组成部分，具有广阔的发展前景。

二、烯烃、炔烃

1. 烯烃

　　烃类中含有一个碳碳双键的链烃叫单烯烃，又叫**烯烃**。由于双键的存在，使得烯烃比烷烃活泼得多，更易发生化学反应。烯烃中最简单的是乙烯。它跟丙烯、丁烯、戊烯等形成烯烃同系物，见表 7-4。

表 7-4　烯烃的同系物

名　称	分子式	结构简式	沸点/℃	熔点/℃
乙烯	C_2H_4	$CH_2{=}CH_2$	−103.7	−169.2
丙烯	C_3H_6	$CH_2{=}CH{-}CH_3$	−47.4	−185.3
1-丁烯	C_4H_8	$CH_2{=}CH{-}CH_2{-}CH_3$	−6.3	−185.4
1-戊烯	C_5H_{10}	$CH_2{=}CH{-}CH_2{-}CH_2{-}CH_3$	30	−138
1-己烯	C_6H_{12}	$CH_2{=}CH{-}CH_2{-}CH_2{-}CH_2{-}CH_3$	63.8	−139.8

● **思考与讨论** ●
根据表 7-4，你能归纳出烯烃的分子式通式吗？

乙烯是一种无色气体，稍有气味，比空气略轻，难溶于水。其分子式 C_2H_4，结构式及分子模型如图 7-4 所示。

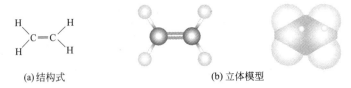

(a)结构式   (b)立体模型

图 7-4　乙烯的结构式和分子模型

在工业上，乙烯由石油裂解得到。而在实验室，乙烯由乙醇分子脱水的方法来制备（图 7-5），在反应过程中加入浓硫酸以起到催化和脱水作用。反应式如下：

$$H-\overset{\overset{\displaystyle H}{|}}{C}-\overset{\overset{\displaystyle H}{|}}{C}-H \xrightarrow[160\sim180℃]{浓 H_2SO_4} H-\overset{\overset{\displaystyle H}{|}}{C}=\overset{\overset{\displaystyle H}{|}}{C}-H + H_2O$$

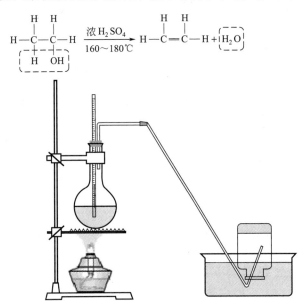

图 7-5　乙烯的实验室制取装置示意图

乙烯具有以下的一些化学性质。

（1）燃烧　乙烯能燃烧，由于它的含碳量比甲烷高，难以完全燃烧，燃烧时常带黑烟。

$$CH_2\!\!=\!\!CH_2 + 3O_2 \xrightarrow{点燃} 2CO_2 + 2H_2O$$

（2）被高锰酸钾氧化　乙烯的 $C\!\!=\!\!C$ 较容易断裂，所以乙烯能被酸性 $KMnO_4$ 氧化，使紫色的 $KMnO_4$ 溶液褪色（图 7-6）。

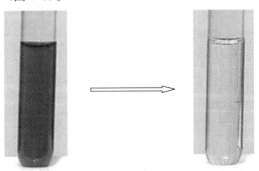

图 7-6　乙烯与高锰酸钾的反应

（3）加成反应 乙烯分子中的 C=C 键比较活泼，所以乙烯能跟氢气、卤素（如 Cl_2、Br_2）、卤化氢（如 HCl、HBr）及水发生加成反应。

乙烯与氢气加成：

$$CH_2{=}CH_2 + H_2 \xrightarrow{\text{催化剂}} \underset{\underset{H}{|}}{CH_2} - \underset{\underset{H}{|}}{CH_2} \quad \text{（乙烷）}$$

乙烯可以使溴水褪色：

$$CH_2{=}CH_2 + Br_2 \longrightarrow \underset{\underset{Br}{|}}{CH_2} - \underset{\underset{Br}{|}}{CH_2} \quad \text{（1,2-二溴乙烷）}$$

乙烯能使溴水和酸性 $KMnO_4$ 溶液褪色，这是检验饱和烃与不饱和烃的方法。

乙烯与 HBr 加成：

$$CH_2{=}CH_2 + HBr \longrightarrow \underset{\underset{H}{|}}{CH_2} - \underset{\underset{Br}{|}}{CH_2} \quad \text{（溴乙烷）}$$

乙烯与水加成：

$$CH_2{=}CH_2 + H_2O \xrightarrow{\text{催化剂}} \underset{\underset{H}{|}}{CH_2} - \underset{\underset{OH}{|}}{CH_2} \quad \text{（乙醇）}$$

在上述反应中，双键中一根键断裂，试剂中两个一价的原子或原子团分别加到两个双键的碳原子上，生成两个新的单键饱和化合物，这类反应叫做**加成反应**。加成反应是烯烃的通性，除乙烯外，其他烯烃也能发生加成反应。

● **思考与解释** ●
丙烷和丙烯能使溴水褪色吗？你能写出它们的反应式吗？

2. 炔烃

具有一个碳碳叁键的链烃叫做**炔烃**。几种简单的炔烃见表 7-5。

表 7-5 几种简单的炔烃

名　称	结构简式	沸点/℃
乙炔	CH≡CH	−84
丙炔	CH_3—C≡CH	−23.2
1-丁炔	CH_3—CH_2—C≡CH	8.1

● **思考与讨论** ●
根据表 7-5，你能归纳出炔烃的分子式通式吗？

炔烃中最重要、最简单的是乙炔，其分子式为 C_2H_2，结构简式及分子模型如图 7-7 所示。

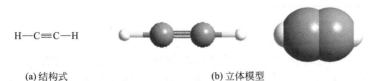

(a)结构式　　　　　　　　(b)立体模型

图 7-7 乙炔的结构式和分子模型

乙炔俗名电石气，纯净的乙炔是无色、无臭的气体，密度（标准状况）是 $1.16g/L$，比空气稍轻，微溶于水，易溶于有机溶剂。在实验室通常用电石和水反应来制取乙炔气体（图 7-8）。反应式如下：

$$CaC_2 + 2H_2O \longrightarrow HC\equiv CH \uparrow + Ca(OH)_2$$

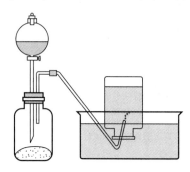

图 7-8 乙炔的实验室制取装置示意

乙炔在化学性质上也类似于乙烯，如易被高锰酸钾氧化，易发生加成反应。

（1）氧化反应 乙炔燃烧时，火焰明亮并伴有浓烈的黑烟。这是因为乙炔含碳的质量分数比乙烯还高，碳没有完全燃烧的缘故。

乙炔燃烧的化学方程式为：

$$2C_2H_2 + 5O_2 \xrightarrow{\text{点燃}} 4CO_2 + 2H_2O$$

乙炔燃烧时放出大量的热，如在氧气中燃烧，产生的氧炔焰的温度可达 3000℃ 以上。因此，可用氧炔焰来焊接或切割金属（图 7-9）。乙炔和空气（或氧气）的混合物遇火时可能发生爆炸，在生产和使用乙炔时，一定要注意安全。

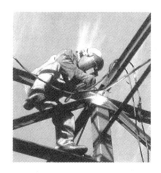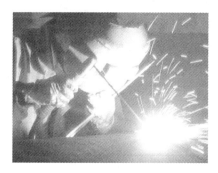

图 7-9 乙炔的应用

（2）加成反应 可以观察到，乙炔通入溴水后，溴水的颜色逐渐褪去。这是因为乙炔能与溴水发生加成反应。反应过程可分步表示如下：

$$H-C\equiv C-H + Br_2 \longrightarrow \underset{\underset{Br\ Br}{|\ \ |}}{H-C=C-H} \quad \text{（1,2-二溴乙烯）}$$

$$\underset{\underset{Br\ Br}{|\ \ |}}{H-C=C-H} + Br_2 \longrightarrow \underset{\underset{Br\ Br}{|\ \ |}}{\overset{\overset{Br\ Br}{|\ \ |}}{H-C-C-H}} \quad \text{（1,1,2,2-四溴乙烷）}$$

与乙烯类似，在一定的条件下，乙炔也能与氢气、氯化氢等发生加成反应。

在 150～160℃ 和用氯化汞作催化剂的条件下，乙炔与氯化氢发生加成反应，生成氯乙烯：

$$H-C\equiv C-H + HCl \xrightarrow[\triangle]{\text{催化剂}} \underset{\overset{|}{H}\quad\overset{|}{Cl}}{CH=CH} \text{（氯乙烯）}$$

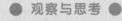

● 观察与思考 ●

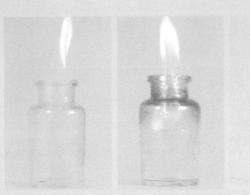

图 7-10　三种气体燃烧示意图

图 7-10 为甲烷、乙烯和乙炔三种气体的燃烧情况图，请仔细观察现象，并判断哪个瓶子里是乙烯气体？试用所学知识解释原因。

三、芳香烃

芳香烃简称"芳烃"，通常指分子中含有苯环结构的碳氢化合物，是环烃的一种。具有苯环基本结构的化合物，历史上早期发现的多有芳香味道，所以称这些烃类物质为芳香烃，后来发现的不具有芳香味道的烃类也都统一沿用这种叫法。

苯又称"天那水"，是最简单的芳烃，分子式 C_6H_6。分子中 6 个碳原子形成一个平面正六边形，其结构简式及分子模型如图 7-11 所示。

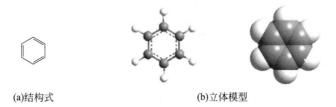

(a)结构式　　　　　　　　　(b)立体模型

图 7-11　苯的结构式及分子模型

苯既不能与溴水反应，又不能跟高锰酸钾溶液反应，这说明苯分子中不存在一般的双键。经过测定，苯分子中 6 个碳碳键是完全等同的，没有双键和单键的区别。因此，许多书中常把苯环写作⬡，但习惯上仍然沿用⬡来表示。

根据芳香烃分子中含有一个或多个苯环的结构将它们分为三类。

（1）单环芳烃　分子中只含一个苯环的芳烃。如苯、甲苯、二甲苯等。

（2）稠环芳烃　两个或两个以上的苯环分别共用两个相邻的碳原子而成的芳烃。如萘、蒽、菲等。

（3）多环芳烃 由两个或两个以上苯环（苯环上没有两环共用的碳原子）组成的，它们之间是以单键或通过碳原子相联，如联苯、三苯甲烷等。

一些常见的芳烃见表 7-6。

表 7-6 常见的几种芳香烃

名　　称	结构简式	名　　称	结构简式
苯		甲苯	
乙苯		邻二甲苯	
间二甲苯		对二甲苯	
苯乙烯		萘	
蒽		菲	
联苯		1,2-二苯乙烯	

甲苯、乙苯等是苯的同系物，它们的分子通式为 C_nH_{2n-6}（$n \geqslant 6$）。

● 思考与讨论 ●
乙苯和邻二甲苯、间二甲苯、对二甲苯互为同分异构体吗？

苯及其同系物多为无色液体，不溶于水，易溶于乙醇、乙醚、汽油等有机溶剂。一般都比水轻，有毒性，使用时要采取防护措施。主要化学性质如下。

1. 取代反应

（1）卤代反应 苯与液溴在铁粉催化下，会发生卤代反应生成无色的液体——溴苯。

$$\text{〇} + Br_2 \xrightarrow{Fe} \text{〇}^{Br} + HBr$$
溴苯

（2）硝化反应 苯在混酸（浓硝酸和浓硫酸的混合物）作用下生成硝基苯。

$$\text{〇} + HNO_3 \xrightarrow[98\%]{H_2SO_4, 50℃} \text{〇}^{NO_2} + H_2O$$
硝基苯

（3）磺化反应 苯与发烟硫酸在室温下反应，生成苯磺酸。

$$\text{C}_6\text{H}_6 + \text{H}_2\text{SO}_4 \xrightarrow[52\%]{} \text{C}_6\text{H}_5\text{SO}_3\text{H} + \text{H}_2\text{O}$$
(7%SO₃ shown as (7%SO_3))

苯磺酸

（4）酰化反应　在无水氯化铝存在下苯与酰氯反应生成芳基酮，这是合成芳基酮的重要方法。

$$\text{苯} + \text{CH}_3\text{CCl}(\text{O}) \xrightarrow[97\%]{\text{AlCl}_3} \text{苯乙酮} + \text{H}_2\text{O}$$

2. 加成反应

苯环比较稳定，但是在催化剂（**Ni，Pt，Pd** 等）存在的条件下，加热到一定温度，苯环也能发生加成反应生成环己烷。

$$\text{苯} + 3\text{H}_2 \xrightarrow[\triangle]{\text{催化剂}} \text{环己烷}$$

$$\text{甲苯} + 3\text{H}_2 \xrightarrow[\triangle]{\text{催化剂}} \text{甲基环己烷}$$

3. 侧链氧化反应

苯的同系物具有侧链，它能被高锰酸钾等氧化剂氧化成羧基，使高锰酸钾溶液褪色。

$$\text{甲苯} \xrightarrow[\triangle]{\text{KMnO}_4} \text{苯甲酸}$$

$$\text{对二甲苯} \xrightarrow[\triangle]{\text{KMnO}_4} \text{对苯二甲酸}$$

视野拓展 ▶▶▶

富勒烯的发现及其特性

富勒烯：是一族只有碳元素组成的笼状化合物。分子形状像个足球，故有足球烯之称（图7-12）。一般是指由 50 个碳原子组成的 C_{50}、60 个碳原子组成的 C_{60}、70 个碳原子组成的 C_{70} 等一类化合物的总称。

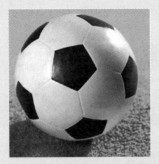
(a)足球

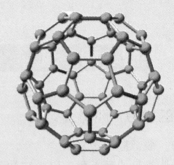
(b)富勒烯C_{60}

图 7-12　富勒烯 C_{60} 结构示意图与足球的对比

1985年10月，罗伯特（Robert F C）、哈路特（Harold W K）和理查特（Richard E S）在实验中发现除石墨、金刚石外，碳还有第三种单质形式，他们利用激光束使石墨蒸发，并让其通过高压喷嘴，便得到一系列的碳的同素异形体 C_{60}、C_{70} 等。研究表明，这些碳的同素异形体的主要成分是 C_{60}。从组成看，富勒烯是碳的同素异形体，属无机化合物，但富勒烯及其衍生物分子结构和化学性质又像芳香烃分子，因此也可以归属于有机化合物。

自1985年发现 C_{60} 以来，C_{60} 和富勒烯族化合物的研究是当前化学研究中一个十分活跃的领域。目前富勒烯族化合物研究的比较多的是 C_{60}。C_{60} 是继苯分子后，化学领域中一个重大发现，为此这三位科学家共同分享了1996年诺贝尔化学奖。

思考与复习

1. 名词解释：

① 烷烃　　　② 烯烃　　　③ 炔烃

④ 芳香烃　　　⑤ 同系物

2. 分别写出烷烃、烯烃和炔烃的同系物分子式通式。

3. 将下列有机物分别进行归类：

(1) 烷烃_____，(2) 烯烃_____，

(3) 炔烃_____，(4) 芳香烃_____。

① $CH_3-CH_2-CH_2-CH_3$ 　　② $CH_3-CH_2-\overset{\overset{\displaystyle CH_3}{|}}{CH}-CH_3$ 　　③ $CH_2=CH_2$

④ $CH_3-C\equiv CH$ 　　⑤ $CH_2=\overset{\overset{\displaystyle CH_3}{|}}{C}-CH=CH$ 　　⑥ $H_3C-\overset{\overset{\displaystyle CH_3}{|}}{\underset{\underset{\displaystyle CH_3}{|}}{C}}-CH_3$

⑦ (环己烷-CH₃)　　　⑧ (萘)　　　⑨ (二硝基苯 NO₂, NO₂)

4. 什么叫卤代反应？什么叫硝化反应？什么叫磺化反应？各举一例，并用化学方程式表示。

5. 完成下列反应

(1) $CH_2=CH_2 + HCl \longrightarrow$

(2) $CH_3CH=CHCH_3 + Br_2 \longrightarrow$

(3) $C_2H_2 + O_2 \longrightarrow$

(4) $C_2H_2 + Br_2 \longrightarrow$

第五节　醇、酚、醚

通过本节的学习，你将会

1. 知道醇、酚、醚的含义；

2. 掌握一些常见的醇、酚、醚的结构及化学性质。

醇、酚、醚都可看作水分子中氢原子被烃基取代的衍生物。若水分子中的一个氢原子被脂肪烃基取代，则称为醇（R—OH）；被芳香烃基取代，称为酚（Ar—OH）；若两个氢原子都被烃基取代，所得的衍生物就是醚（R—O—R′，Ar—O—Ar′，Ar—O—R）。

一、醇

1. 甲醇

甲醇（CH_3OH）是组成最简单的醇。其结构式及分子立体模型如图 7-13 所示。

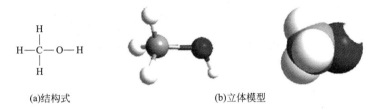

(a)结构式   (b)立体模型

图 7-13　甲醇的结构式和立体模型

甲醇最初从木材干馏分离出来，俗名木精或木醇。甲醇为无色透明液体，沸点 64.7℃，能与水和大多数有机溶剂混溶。甲醇有剧毒，内服 10mL 可致人失明，30mL 可致死。工业用酒精通常加入少量甲醇，不能用作饮料。

甲醇为易燃物，其蒸气与空气能形成爆炸混合物，甲醇完全燃烧生成二氧化碳和水蒸气，同时放出大量的热：

$$2CH_3OH + 3O_2 \longrightarrow 2CO_2 + 4H_2O$$

工业上用一氧化碳和氢气的混合气（合成气）在一定的条件下制备甲醇：

$$CO + 2H_2 \xrightarrow{催化剂} CH_3OH$$

甲醇可用做溶剂和燃料，也是一种化工原料，主要用于生产甲醛（HCHO）：

$$2CH_3OH + O_2 \xrightarrow[\triangle]{催化剂} 2HCHO + 2H_2O$$

2. 乙醇

乙醇（CH_3CH_2OH）俗称酒精，是各种饮用酒的主要成分。其结构式及分子立体模型如图 7-14 所示。

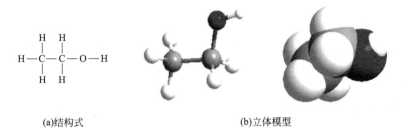

(a)结构式   (b)立体模型

图 7-14　乙醇的结构式及分子立体模型

乙醇为无色液体，沸点 78.5℃，能与水和大多数有机溶剂混溶。乙醇在医药上主要用作消毒剂，用于皮肤和器械的消毒。

乙醇是醇类中具有代表性的物质，它的化学性质由羟基决定，主要反应表现在以下几方面。

（1）**与金属钠反应**　乙醇可以与金属钠反应，生成乙醇钠，同时放出氢气，该反应不如水与金属钠反应剧烈。

$$2CH_3CH_2OH + 2Na \longrightarrow 2CH_3CH_2ONa + H_2 \uparrow$$

● **思考与讨论** ●

根据金属的活泼性，推测还有哪些金属能与乙醇反应产生氢气。

（2）**氧化反应**　乙醇可以在空气中燃烧，并放出大量的热，因此可以用作燃料。

$$CH_3CH_2OH + 3O_2 \xrightarrow{\text{点燃}} 2CO_2 + 3H_2O$$

乙醇在加热和有催化剂（Ag 或 Cu）存在下，能被空气氧化，生成乙醛。工业上根据这一原理，由乙醇制取乙醛。

$$2CH_3CH_2OH + O_2 \xrightarrow[\triangle]{\text{催化剂}} 2CH_3CHO + 2H_2O$$

（3）**脱水反应**　乙醇分子内脱水得到乙烯。乙醇在分子间脱水生成乙醚。

分子内脱水

$$\text{H}_2\text{C}-\text{CH}_2 \atop {[\text{H}\quad\text{OH}]} \xrightarrow[160\sim180℃]{\text{浓 H}_2\text{SO}_4} \text{H}_2\text{C}=\text{CH}_2 + \text{H}_2\text{O}$$

分子间脱水

$$\text{C}_2\text{H}_5[-\text{OH}+\text{H}]-\text{O}-\text{C}_2\text{H}_5 \xrightarrow[140℃]{\text{浓 H}_2\text{SO}_4} \text{C}_2\text{H}_5-\text{O}-\text{C}_2\text{H}_5 + \text{H}_2\text{O}$$

从上述反应可见，由于反应温度不同，乙醇的脱水方式也不同。

● **思考与讨论** ●

乙醇俗称酒精，在我们的日常生活中处处可见。各种饮用酒的主要成分就是它，此外，乙醇也是一种良好的消毒剂，在医院、药厂得以广泛应用。那么你知道消毒酒精的浓度是多少吗？如何用市售 95% 的酒精配制消毒酒精？

二、酚

羟基直接跟苯环相连的化合物叫做**酚**。酚类中最简单的化合物为苯酚，又称石炭酸，是具有特殊气味的无色针状晶体，熔点为 40.9℃，在空气中放置及光照下变红，有臭味。苯酚有毒，要注意防止其触及皮肤。

苯酚的分子式为 C_6H_6O，其结构式和分子立体模型如图 7-15 所示。

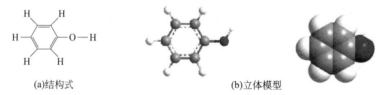

(a)结构式　　　　　　　(b)立体模型

图 7-15　苯酚的结构式和分子立体模型

苯酚的化学性质如下。

（1）弱酸性 酚羟基的氢原子可离去，而使苯酚显弱酸性，因此可与氢氧化钠反应生成可溶性酚钠。例如：

$$\text{C}_6\text{H}_5\text{OH} + \text{NaOH} \longrightarrow \text{C}_6\text{H}_5\text{ONa} + \text{H}_2\text{O}$$

苯酚的酸性比碳酸还弱。在酚盐溶液中通入二氧化碳，苯酚可从反应液中游离出来。

$$\text{C}_6\text{H}_5\text{ONa} + \text{CO}_2 + \text{H}_2\text{O} \longrightarrow \text{C}_6\text{H}_5\text{OH} + \text{NaHCO}_3$$

（2）取代反应 由于羟基对苯环的影响，苯酚比苯更容易发生卤代、硝化和磺化反应。

① 卤代反应 在室温时，苯酚能跟溴水发生反应，生成白色沉淀。

$$\text{C}_6\text{H}_5\text{OH} + 3\text{Br}_2 \longrightarrow \text{(2,4,6-三溴苯酚)} \downarrow + 3\text{HBr}$$

2,4,6-三溴苯酚

此反应很灵敏，可用作苯酚的定性检验和定量检测。

② 硝化反应 苯酚在室温下就可被稀硝酸酸化，生成邻硝基苯酚和对硝基苯酚的混合物。

$$\text{C}_6\text{H}_5\text{OH} \xrightarrow[25\text{℃}]{20\%\text{HNO}_3} \text{(对硝基苯酚)} + \text{(邻硝基苯酚)}$$

③ 显色反应 大多数酚类化合物能与氯化铁溶液发生反应生成配合物。如在苯酚溶液中加入 FeCl_3 溶液，溶液马上由无色变成了紫色（图 7-16）：

$$6\text{C}_6\text{H}_5\text{OH} + \text{FeCl}_3 \longrightarrow [\text{Fe}(\text{OC}_6\text{H}_5)_6]^{3-} + 3\text{HCl} + 3\text{H}^+$$

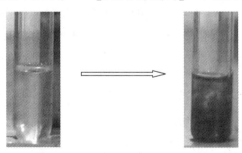

图 7-16 苯酚与氯化铁的显色反应

不同的酚类化合物在与 FeCl_3 溶液反应时，呈现不同的特征颜色（见表 7-7），根据反应过程中的颜色变化可以鉴别它们。

表 7-7 酚类化合物与氯化铁的显色反应

化合物	显色	化合物	显色
苯酚	蓝紫	邻苯二酚	绿
邻甲苯酚	红	间苯二酚	蓝～紫
对甲苯酚	紫	对苯二酚	暗绿
邻硝基苯酚	红～棕	α-萘酚	紫
对硝基苯酚	棕	β-萘酚	黄～绿

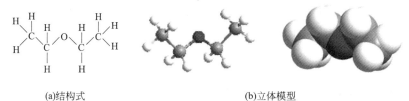

三、醚

由两个烃基通过一个氧原子连接起来的化合物叫做醚。醚的通式为 R—O—R，两边的 R 可以相同，也可以不同。醚类化合物中最简单的是乙醚。

乙醚的分子式为 $C_4H_{10}O$，其结构式和分子立体模型如图 7-17 所示。

(a)结构式   (b)立体模型

图 7-17　乙醚的结构式和分子立体模型

乙醚是最常用的醚，为无色液体。沸点 34.5℃，极易挥发和燃烧，其蒸气与空气以一定比例混合，遇火就会猛烈爆炸，所以使用时要远离明火。乙醚性质稳定，可溶解许多有机物，是优良的溶剂。另外，乙醚可溶于神经组织脂肪中而引起生理变化，起到麻醉作用，早在 1850 年就被用于外科手术的全身麻醉，但大量吸入乙醚蒸气可使人失去知觉，甚至死亡。

视野拓展 ▶▶▶

醉酒呼吸分析仪

1957 年 1 月 23 日，世界上第一台醉酒呼吸分析仪首次在瑞典投入使用（图 7-18），你知道它是利用什么原理制造的吗？

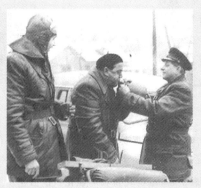

图 7-18　检查驾驶员是否酒后驾车

它是利用乙醇在酸性条件下容易被强氧化剂重铬酸钾氧化成乙酸这一化学性质制造的。反应的现象是，溶液由橙红色转变为绿色，以此可以鉴别出乙醇。反应式如下：

$$3C_2H_5OH + 2K_2Cr_2O_7 + 8H_2SO_4 \longrightarrow 3CH_3COOH + 2Cr_2(SO_4)_3 + 2K_2SO_4 + 11H_2O$$
（橙红色）　　　　　　　　　　　　　　　　　　（绿色）

1. 乙醇和水均能与金属钠反应，它们的反应现象有什么不同？写出它们的反应方程式。

2. 工业酒精能否饮用？为什么？

3. 用什么方法可以证明苯酚的酸性比碳酸弱？

4. 利用所学的知识，设计一种简便的方法鉴别苯甲醇和对甲苯酚两种物质。

苯甲醇　　　　　　　　　　对甲苯酚

5. 完成下列反应

（1）　$CH_3CH_2OH + O_2 \xrightarrow{\text{点燃}}$

（2）　$CH_3CHCH_3 \xrightarrow[160\sim180℃]{\text{浓 }H_2SO_4}$
$\quad\quad\ \ |$
$\quad\quad\ OH$

（3）　 $OH + Br_2 \longrightarrow$

（4）　 $\xrightarrow[25℃]{20\% HNO_3}$

第六节　醛和酮

通过本节的学习，你将会

1. 知道醛和酮的含义及结构特征；
2. 理解醛和酮的分类及命名情况；
3. 掌握简单醛、酮的结构及其理化性质。

醛和酮分子中都含有（$-\overset{O}{\overset{\|}{C}}-$）基团，它们都是羰基化合物。羰基化合物广泛存在于自然界，它们既是参与生物代谢过程的重要物质，如甘油醛（$HO-CH_2\overset{OH}{\overset{|}{CH}}-\overset{O}{\overset{\|}{C}}-H$）和丙酮酸（$HO-\overset{O}{\overset{\|}{C}}-\overset{O}{\overset{\|}{C}}-CH_3$）是细胞代谢作用的基本成分，又是有机合成的重要原料和中间体。

羰基碳原子上至少连有一个氢原子的化合物叫做**醛**，可用通式（H）$R-\overset{O}{\overset{\|}{C}}-H$ 表示。在羰基的两端都连有烃基的化合物叫做**酮**，可用通式 $R-\overset{O}{\overset{\|}{C}}-H$ 表示。

醛分子中都含有"$\overset{O}{\underset{}{—C—H}}$"基团,叫做醛基,它是醛的官能团。羰基"$\overset{O}{\underset{}{—C—}}$"是酮的官能团,称为酮羰基。

一、醛

醛类化合物中最简单的醛为甲醛（CH_2O），其次是乙醛（C_2H_4O）。其结构式及分子立体模型如图 7-19 和图 7-20 所示。

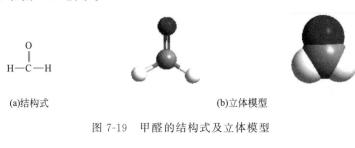

(a)结构式　　　　　　　　(b)立体模型

图 7-19　甲醛的结构式及立体模型

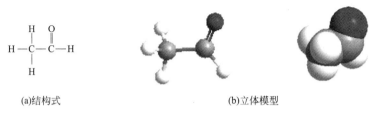

(a)结构式　　　　　　　　(b)立体模型

图 7-20　乙醛的结构式及立体模型

下面以乙醛为例,介绍醛类的一些性质特点。

乙醛为无色、易挥发、带有刺激性气味的液体。能溶于水、乙醇及乙醚等有机溶剂中。

乙醛具有醛的化学通性,主要表现在以下几方面。

(1) 还原反应　碳氧双键也能发生加成反应。乙醛蒸气跟氢气混合,在催化剂（如 Ni）存在下加热,发生加氢反应,乙醛被还原成乙醇。

$$H_3C\overset{O}{\underset{}{—C—}}H + H_2 \xrightarrow{\text{催化剂}} \underset{\text{乙醇}}{H_3C—CH_2—OH}$$

在有机反应中,通常把有机物分子中加入氢原子或失去氧原子的反应叫做还原反应。上式中乙醛加氢就是乙醛被还原。

(2) 氧化反应　乙醛在一定温度和催化剂（如醋酸锰）存在下,能够被空气氧化生成乙酸,这是工业上生产乙酸的反应原理。

$$2H_3C\overset{O}{\underset{}{—C—}}H + O_2 \xrightarrow[\triangle]{\text{催化剂}} \underset{\text{乙酸}}{2H_3C\overset{O}{\underset{}{—C—}}OH}$$

在有机反应中,通常把有机物分子中加入氧原子或失去氢原子的反应叫做氧化反应。上式中乙醛加氧就是乙醛被氧化。

乙醛还能被弱氧化剂氧化。

① 银镜反应　在洁净的试管里加入 1mL 2％的硝酸银溶液,然后一边摇动试管,一边逐滴滴入 2％的稀氨水,直到最初产生的沉淀恰好溶解为止（这时得到的溶液叫银氨溶液）,再滴入 3 滴乙醛,振荡后把试管放在热水中温热。不久可以看到,试管内壁上附着

一层光亮如镜的金属银（图 7-21）。（在此过程中，不要晃动试管，否则只会看到黑色沉淀而无银镜。）

$$AgNO_3 + 3NH_3 \cdot H_2O \longrightarrow Ag(NH_3)_2OH + NH_4NO_3 + 2H_2O$$
$$\text{银氨配合物}$$

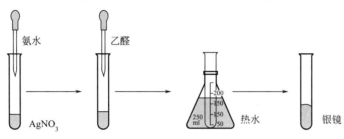

$$H_3C-\overset{\overset{\displaystyle O}{\|}}{C}-H + 2Ag(NH_3)_2OH \longrightarrow H_3C-\overset{\overset{\displaystyle O}{\|}}{C}-ONH_4 + 2Ag\downarrow + 3NH_3 + H_2O$$

图 7-21　银镜反应

② 与费林（Fehling）试剂反应　费林试剂：是由硫酸铜与酒石酸钾钠的碱溶液等体积混合而成的蓝色溶液。费林试剂能将脂肪醛氧化成脂肪酸，同时二价铜离子被还原成砖红色的氧化亚铜沉淀。但费林试剂不能氧化芳香醛。因此可用费林反应来区别脂肪醛和芳香醛。

$$CH_3CHO + 2Cu(OH)_2 + NaOH \xrightarrow{\triangle} CH_3COONa + Cu_2O\downarrow + 3H_2O$$
$$\text{（蓝色）} \qquad\qquad\qquad\qquad\qquad \text{（砖红色）}$$

甲醛的还原性较强，与费林试剂反应可生成铜镜，可借此性质鉴别甲醛和其他醛类。

● 思考与讨论 ●
什么是银镜反应？在我们的日常生活用品中，银镜反应有哪些具体应用？试举例说明。

二、酮

酮类化合物中最简单的是丙酮（$H_3C-\overset{\overset{\displaystyle O}{\|}}{C}-CH_3$）。其结构式及分子立体模型如图 7-22 所示。

丙酮是一种无色透明液体，有特殊的辛辣气味；易溶于水和甲醇、乙醇、乙醚、氯仿、吡啶等有机溶剂；易燃、易挥发，化学性质较活泼。

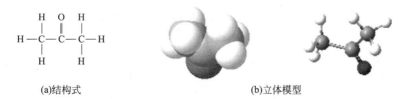

(a)结构式　　　　　　　　　　(b)立体模型

图 7-22　丙酮的结构式及立体模型

工业上主要作为溶剂用于炸药、塑料、橡胶、纤维、制革、油脂、喷漆等行业中，也可作为合成烯酮、醋酐、碘仿、聚异戊二烯橡胶、甲基丙烯酸、甲酯、氯仿、环氧树脂等物质的重要原料。

丙酮分子中含有羰基（$-\overset{\overset{\displaystyle O}{\|}}{C}-$），能够在催化剂（如 Ni）存在下加氢还原成 2-丙醇。

$$H_3C-\overset{\overset{\displaystyle O}{\|}}{C}-CH_3 + H_2 \xrightarrow[\triangle]{催化剂} H_3C-\overset{\overset{\displaystyle OH}{\|}}{\underset{\underset{\displaystyle 2\text{-丙醇}}{}}{C}H}-CH_3$$

但是，丙酮分子内没有醛基，没有还原性，难被氧化，不能发生银镜反应，也不能跟新制氢氧化铜反应。

视野拓展 ▶▶▶

室内空气杀手——甲醛

在常温下，甲醛是一种无色、有强烈刺激性气味的气体，易溶于水，通常以水溶液形式出现。其 40% 的水溶液称为福尔马林（你知道其主要用途吗），此溶液沸点为 19℃。故在室温时极易挥发，随着温度的升高挥发速度加快。

甲醛为具较高毒性的物质，在我国有毒化学品优先控制名单上高居第二位。已经被世界卫生组织确定为致癌和致畸物质，是公认的变态反应源，也是潜在的强致突变物之一。

研究表明：甲醛具有强烈的致癌和促癌作用。大量文献记载，甲醛中毒对人体健康的影响主要表现在嗅觉异常、刺激、过敏、肺功能异常、肝功能异常和免疫功能异常等方面。其浓度在空气中达到 0.06~0.07mg/m³ 时，儿童就会发生轻微气喘。当室内空气中达到 0.1mg/m³ 时，就有异味和不适感；达到 0.5mg/m³ 时，可刺激眼睛，引起流泪；达到 0.6mg/m³，可引起咽喉不适或疼痛。浓度更高时，可引起恶心呕吐、咳嗽胸闷、气喘甚至肺水肿；达到 30mg/m³ 时，会立即致人死亡。

长期接触低剂量甲醛的危害有：引起慢性呼吸道疾病，引起鼻咽癌、结肠癌、脑瘤、月经紊乱、细胞核的基因突变、DNA 单链内交联和 DNA 与蛋白质交联及抑制 DNA 损伤的修复、妊娠综合征，引起新生儿染色体异常、白血病，引起青少年记忆力和智力下降。在所有接触者中，儿童和孕妇对甲醛尤为敏感，危害也就更大，是装修和家具的主要污染物。其释放期长达 3~15 年，遇热遇潮就会从材料深层挥发出来，严重污染环境，已成为难以解决的世界性难题，对老人、小孩和孕妇危害最大。

甲醛危害严重的场所有：新装修的居室、办公室、会议室、宾馆、KTV 包房和家具商场、建材商场等。

防止甲醛的危害要注意以下几点：① 注意室内空气的检测和净化。根据室内空气中的甲醛污染程度，请相关的专家提供有效的治理方案，特别是家中有老人、儿童和过敏性体质的家庭，更要注意。② 用人造板制作的衣柜，如甲醛未清除干净，使用时一定要注意，尽量不要把内衣、睡衣和儿童的服装放在里面。③ 在室内和家具内采取一些有效的净化措施，可以降低家具释放出的有害气体。

1. 醛和酮在分子结构上有什么异同? 用结构式表示乙醛和丙酮。

2. 丙醛和丙酮在化学性质上有什么主要区别? 如何鉴别丙醛和丙酮?

3. 什么叫银镜反应? 具有什么样结构的物质能发生银镜反应? 下列哪些物质能发生银镜反应?

① 甲醛 (H—$\overset{\displaystyle O}{\overset{\|}{C}}$—H)

② 乙醇 (CH_3—CH_2—OH)

③ 甲酸甲酯 (H—$\overset{\displaystyle O}{\overset{\|}{C}}$—O—$CH_3$)

④ 丙酮 (H_3C—$\overset{\displaystyle O}{\overset{\|}{C}}$—$CH_3$)

⑤ 葡萄糖 [$CH_2OH(CHOH)_4$—$\overset{\displaystyle O}{\overset{\|}{C}}$—H]

4. 完成下列反应

① CH_3CH_2—$\overset{\displaystyle O}{\overset{\|}{C}}$—H + H_2 $\xrightarrow{\text{催化剂}}$

② CH_3CH_2—$\overset{\displaystyle O}{\overset{\|}{C}}$—$CH_3$ + H_2 $\xrightarrow{\text{催化剂}}$

③ CH_3CH_2CHO + $2Cu(OH)_2$ + NaOH $\xrightarrow{\triangle}$

第七节 　羧酸和酯

通过本节的学习, 你将会

1. 知道羧酸、酯的含义;

2. 理解羧酸及酯的分类和命名;

3. 掌握羧酸和酯的主要性质。

羧酸是指分子中烃基跟羧基(—$\overset{\displaystyle O}{\overset{\|}{C}}$—OH)直接相连的化合物。羧基是由羰基和羟基组成的, 它是羧酸的官能团。酯可以看作羧酸的羧基中的—OH 被—OR'替代的化合物。

$$R—\overset{\displaystyle O}{\overset{\|}{C}}—OH \qquad R—\overset{\displaystyle O}{\overset{\|}{C}}—OR'$$
$$\text{羧酸} \qquad\qquad\quad \text{酯}$$

一、羧酸

羧酸的官能团是羧基(—$\overset{\displaystyle O}{\overset{\|}{C}}$—OH)。在羧基中, 由于羰基和羟基的相互影响, 使它们不同于醛酮分子中的羰基和醇分子中的羟基, 而表现出一些特殊的性质。

根据分子中含羧基的个数分为一元、二元和多元羧酸；按照羧基所连烃基的种类分为脂肪族羧酸和芳香族羧酸；按烃基是否饱和分为饱和羧酸和不饱和羧酸。几种常见的羧酸如表7-8所示。

表 7-8　几种常见的羧酸

名　称	结构简式	类　别
丙烯酸	$H_2C=CHCOOH$	一元酸、脂肪族羧酸、不饱和羧酸
乙二酸	$HOOC—COOH$	二元酸、脂肪族羧酸、饱和羧酸
丁酸	$CH_3CH_2CH_2COOH$	一元酸、脂肪族羧酸、饱和羧酸
环丁基甲酸	▢—COOH	一元酸、脂环族羧酸、饱和羧酸
3-甲基环戊基甲酸	CH_3—⬠—COOH	一元酸、脂环族羧酸、饱和羧酸
苯甲酸	⬡COOH	一元酸、芳香族羧酸、不饱和羧酸
α-萘乙酸	CH₂COOH 萘基	一元酸、芳香族羧酸、不饱和羧酸

乙酸（CH_3COOH）是简单的一元羧酸，是食醋的主要成分，俗称醋酸。其结构式及分子立体模型如图7-23所示。

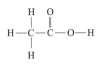 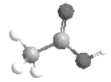

(a)结构式　　　　　　　　　　(b)立体模型

图 7-23　乙酸的结构式及分子立体模型

乙酸为无色具有刺激性气味的液体，沸点118℃，熔点16.6℃。当室温低于16.6℃时，无水乙酸很容易凝结成冰状固体，故常把无水乙酸称为冰醋酸。乙酸可与水、乙醇、乙醚混溶。乙酸具有羧酸的典型性质。

1. 酸性

乙酸在水溶液中能够解离出氢离子呈现弱酸性。能使蓝色石蕊试纸变红，也可与NaOH、Na_2CO_3、$NaHCO_3$作用生成羧酸盐。

$$CH_3COOH+NaOH \longrightarrow CH_3COONa+H_2O$$
$$2CH_3COOH+Na_2CO_3 \longrightarrow 2CH_3COONa+CO_2\uparrow+H_2O$$
$$CH_3COOH+NaHCO_3 \longrightarrow CH_3COONa+CO_2\uparrow+H_2O$$

2. 酯化反应

乙酸跟乙醇在浓硫酸存在下加热，生成具有香味的乙酸乙酯（图7-24）。

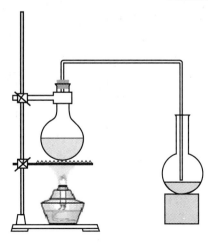

$$H_3C-\underset{\substack{\| \\ O}}{C}\dashedbox{OH+H}O-CH_2CH_3 \xrightleftharpoons{\text{浓 }H_2SO_4} H_3C-\underset{\substack{\| \\ O}}{C}-O-CH_2CH_3 + H_2O$$
乙酸乙酯

图 7-24　乙酸乙酯的实验室制取装置示意图

　　乙酸的用途很广泛，是一种重要的有机化工原料。乙酸可用于生产醋酸纤维、合成维纶纤维、香料、染料、药品（如阿司匹林）以及农药等。

● 思考与解释 ●

通过查阅资料说明，① 水杨酸与阿司匹林的关系；② 阿司匹林属于哪类化合物。

二、酯

　　羧酸（RCOOH）和醇（R'OH）反应生成的化合物 $R-\underset{\substack{\| \\ O}}{C}-O-R'$ 叫做酯，命名时称为某酸某酯。例如 $HCOOCH_3$ 叫做甲酸甲酯，$CH_3COOCH_2CH_3$ 叫做乙酸乙酯等。一些常见的酯如表 7-9 所列。

表 7-9　一些常见的酯

名　　称	结 构 简 式	沸点/℃	熔点/℃
甲酸甲酯	$HCOOCH_3$	31.5	−99
甲酸乙酯	$HCOOCH_2CH_3$	54	−80
乙酸甲酯	CH_3COOCH_3	58	−98
乙酸乙酯	$CH_3COOCH_2CH_3$	77	−84
乙酸丁酯	$CH_3COO(CH_2)_3CH_3$	126	−77
乙酸异戊酯	$CH_3COO(CH_2)_2CH(CH_3)_2$	142	−78

　　酯的沸点比组成它的酸和醇都低，如乙酸乙酯的沸点为 77℃，而乙酸和乙醇的沸点分别为 118℃ 和 78.5℃。这是由于酸分子之间和醇分子之间都能形成氢键，而酯不能。
　　低级酯是具有水果香味的无色液体，广泛存在于水果和花草中。桃、菠萝、苹果、草莓等水果中含有乙酸乙酯、乙酸戊酯及戊酸乙酯等低级酯。如人造食用香精就是各种酯的混合物。酯可以用作香料及驱蚊剂。一些具有水果香味的化合物见表 7-10。

表 7-10　一些具有水果香味的化合物

味　道	化合物	结构简式
香草	乙基香草醛	
甜酒	乙酸乙酯	$CH_3COOCH_2CH_3$
雪梨	丁酸异戊酯	$CH_3CH_2CH_2COOCH_2CH_2CH(CH_3)_2$
香蕉	丁酸丙酯	$CH_3CH_2CH_2COOCH_2CH_2CH_3$
菠萝	丁酸乙酯	$CH_3CH_2CH_2COOCH_2CH_3$
苹果	丁酸甲酯	$CH_3CH_2CH_2COOCH_3$

酯一般不溶或微溶于水，易溶于乙醇和乙醚等有机溶剂，酯也作为香料用于制备饮料和糖果。

酯的重要化学性质就是和水发生水解反应。在常温、常压、没有催化剂存在的情况下，酯的水解反应非常缓慢。当有酸或碱催化下加热，水解速度大大提高。例如：

$$CH_3COOCH_2CH_3 + H_2O \underset{\triangle}{\overset{无机酸或碱}{\rightleftharpoons}} CH_3COOH + CH_3CH_2OH$$
　　乙酸乙酯　　　　　　　　　　　　乙酸　　　　乙醇

酯的水解反应是酯化反应的逆反应。当水解和酯化反应速率相等时，反应处于平衡状态。

● 思考与讨论 ●

市场上有各种各样的果味饮料，它们真的都是水果做的吗？常喝这些饮料对健康有益吗？

视野拓展 ▶▶▶

阿司匹林的诞生

阿司匹林是历史悠久的解热镇痛药，于 1899 年 3 月 6 日正式诞生于德国拜尔（Bayer）公司。实际上，早在 1853 年夏尔·弗雷德里克·热拉尔就用水杨酸与醋酐合成了乙酰水杨酸，但没能引起人们的重视；1898 年德国化学家菲·霍夫曼又进行了合成，并为他父亲治疗风湿性关节炎，疗效极好；1899 年由德莱塞介绍到临床，并取名为阿司匹林（Aspirin）。我国于 1958 年开始生产。

到目前为止，阿司匹林已应用百年，成为医药史上三大经典药物之一，至今它仍是世界上应用最广泛的解热、镇痛和抗炎药，也是作为比较和评价其他药物的标准制剂。在体内具有抗血栓的作用，它能抑制血小板的释放反应，抑制血小板的聚集。临床上用于预防心脑血管疾病的发作。

根据文献记载，阿司匹林的发明人是德国的费利克斯·霍夫曼，但这项发明中，起着非常重要作用的还有一位犹太化学家阿图尔·艾兴格林。阿图尔·艾兴格林的辛酸故事发生在 1934 年至 1949 年间。1934 年，费利克斯·霍夫曼宣称是他本人发明了阿司匹林。当时的德国正处在纳粹统治的黑暗时期，对犹太人的迫害已经愈演愈烈。在这种情况下，狂妄的纳粹统治者更不愿意承认阿司匹林的发明者中有犹太人这个事实，于是便将错就错把发明家的桂冠戴到了费利克斯·霍夫曼一个人的头上，为他们的"大日耳曼民族优越论"贴金。纳粹统治者为了堵住阿图尔·艾兴格林的嘴，还把他关进了集中营。第二次世界大战结束后，大约在 1949 年前后，阿图尔·艾兴格林又提出这个问题，但不久他就去世了。从此这事便石沉大海。

英国医学家、史学家瓦尔特·斯尼德几经周折获得德国拜尔公司的特许，查阅了拜尔公司实验室的全部档案，终于以确凿的事实恢复了这项发明的历史真面目。他指出：在阿司匹林的发明中，阿图尔·艾兴格林功不可没。事实是，费利克斯·霍夫曼当年的确第一次合成了构成阿司匹林的主要物质，但他是在他的上司——知名的化学家阿图尔·艾兴格林的指导下，并且完全采用艾兴格林提出的技术路线才获得成功的。

思考与复习

1. 羧酸的官能团是什么？写出含有 3 个碳原子羧酸的结构式和名称。
2. 写出甲酸的结构式，并根据其结构式判断是否能发生银镜反应。
3. 为什么酯的沸点要比相应的酸和醇的沸点低？
4. 下列酯是由哪些酸和醇反应得来的？试写出它们的结构式。

① $CH_3COOCH_2CH_3$

②

③

5. 写出下列反应方程式
① 甲酸乙酯的制取
② 乙酸甲酯的制取
③ 丙酸甲酯的水解
④ 乙酸与碳酸钠反应

第八节　胺和酰胺

通过本节的学习，你将会

1. 认识胺和酰胺；
2. 理解胺和酰胺的结构和分类情况；
3. 掌握胺和酰胺的主要性质。

胺和酰胺都是含氮有机物，氨基（—NH_2）跟烃基结合的化合物叫做**胺**。羧酸分子中的羟基（—OH）被氨基（—NH_2）替代的化合物叫做**酰胺**。

一、胺

1. 定义

胺为氨的烃基衍生物，是氨分子（**NH₃**）中的一个或多个氢原子被烃基（—R 或—Ar）取代的生成物。氨基（—NH₂）是胺的官能团。

2. 分类

① 根据胺分子中与 N 相连的烃基数目，胺分为：

$$\underset{\text{伯胺}}{R-\overset{\overset{\displaystyle H}{|}}{N}-H} \qquad \underset{\text{仲胺}}{R-\overset{\overset{\displaystyle H}{|}}{N}-R} \qquad \underset{\text{叔胺}}{R-\overset{\overset{\displaystyle R}{|}}{N}-R}$$

② 根据分子中与 N 相连的烃基类型的不同，胺可分为脂肪胺（R—NH₂）和芳香胺（Ar—NH₂）。胺的分类如表 7-11 所列。

表 7-11　胺的分类

类　型	伯　胺	仲　胺	叔　胺
脂肪胺	CH_3NH_2	$(CH_3)_2NH$	$(CH_3)_3N$
芳香胺	⎕—NH₂	⎕—NHCH₃	⎕—N(CH₃)₂

3. 重要的胺——苯胺

胺类化合物中最重要的是苯胺（C_6H_7N）。其结构式及分子模型如图 7-25 所示。

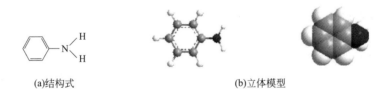

(a)结构式　　　　　　　　　　　　(b)立体模型

图 7-25　苯胺的结构式及分子模型

苯胺是有特殊臭味的无色油状液体，极易氧化，久置会被空气逐渐氧化而呈褐色。苯胺难溶于水，可溶于酸。它是重要的化工原料，主要用于医药和橡胶工业，也是制造树脂和涂料的原料。苯胺对血液和神经的毒害非常强烈，可经皮肤吸收或经呼吸道引起中毒。

① **苯胺呈碱性，与酸易生成盐。**

$$\text{⎕—NH}_2 + HCl \longrightarrow \text{⎕—NH}_2\cdot HCl$$

● **思考与解释** ●

通过查阅资料，写出局部麻醉药普鲁卡因的结构简式，并说明为什么其针剂要配制成普鲁卡因盐酸盐。

---

② **苯胺与溴水反应生成 2,4,6-三溴苯胺的白色沉淀。**

该反应很灵敏（图 7-26），可作为苯胺的鉴别方法，用于检查苯胺的存在。

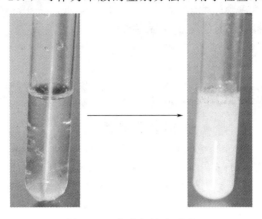

图 7-26　苯胺与溴水反应

$$\underset{}{\text{苯胺}} + 3Br_2 \longrightarrow \underset{2,4,6\text{-三溴苯胺}}{} \downarrow + 3HBr$$

二、酰胺

酰胺分子中" $R{-}\overset{\displaystyle O}{\underset{\displaystyle \|}{C}}{-}$ "基团叫做**酰基**。酰胺也可以看作是酰基和氨基结合的化合物。

在常温下，除甲酰胺（ $H{-}\overset{\displaystyle O}{\underset{\displaystyle \|}{C}}{-}NH_2$ ）为液体外，其余都是固体。低级酰胺易溶于水。酰胺是中性物质。在有酸或碱存在下跟水共同煮沸，会发生水解反应，生成羧酸和氨，羧酸和氨反应最终生成羧酸的氨盐。

$$R{-}\overset{O}{\underset{\|}{C}}{-}NH_2 + H_2O \xrightarrow{\triangle} R{-}\overset{O}{\underset{\|}{C}}{-}OH + NH_3 \longrightarrow R{-}\overset{O}{\underset{\|}{C}}{-}ONH_4$$

酰胺在碱性条件下水解，会有氨逸出。

$$R{-}\overset{O}{\underset{\|}{C}}{-}NH_2 + NaOH \longrightarrow R{-}\overset{O}{\underset{\|}{C}}{-}ONa + NH_3\uparrow$$

尿素是一种酰胺物质，它的结构式如下式，可以看作是碳酸中的两个—OH 被—NH_2 替代而成的。所以尿素的化学名称是碳酰二胺（或碳酰胺）。在碱性条件下，尿素水解生成碳酸钠和氨气。

$$\underset{\text{尿素}}{H_2N{-}\overset{O}{\underset{\|}{C}}{-}NH_2} \qquad \underset{\text{碳酸}}{HO{-}\overset{O}{\underset{\|}{C}}{-}OH}$$

尿素的水解：

$$H_2N{-}\overset{O}{\underset{\|}{C}}{-}NH_2 + 2NaOH \longrightarrow Na_2CO_3 + 2NH_3\uparrow$$

● 思考与讨论 ●

1. 胺和酰胺在分子结构上有什么不同？

2. 用什么方法可以检验苯胺？写出反应方程式。

视野拓展 ▶▶▶

慎用麻黄素治鼻炎

麻黄素是从植物麻黄（Ephedra）中所提取的生物碱，故又称麻黄碱，在古代中国医学的《伤寒论》中已作为生草药用于治疗，1887年由长井长义进行了结晶分离。现也可通过化学合成制得。麻黄素主要用于治疗支气管哮喘、感冒、过敏反应、鼻黏膜充血、水肿及低血压等疾病。

虽然麻黄素滴鼻液在缓解鼻塞时可起到立竿见影的疗效，但是随着药理学研究的深入，麻黄素的副作用昭然若揭，尤其对心脏和中枢神经系统副作用较多，因此高血压、冠心病、甲状腺机能亢进、青光眼、前列腺肥大的患者应慎用。

此外，麻黄素对心脏有兴奋作用，长期使用，会产生抑制，也可影响心律。特别是与洋地黄合用时，会加剧洋地黄对心脏的作用，易引起心律失常。如果长期滥用麻黄素，仍会造成逆转反应，继发性血管扩张，产生对药物的依赖性，日久形成药物性鼻炎。

所以，在使用麻黄素治疗鼻炎时，一旦症状缓解就要及时改用其他药物进行治疗，若连续使用3天以上仍不能缓解，要赶紧就医以寻求新的治疗方案。

思考与复习

1. 指出下列胺的类型。

（1）$(CH_3)_2CHCH_2NH_2$

（2）$CH_3CH_2CH_2N(CH_3)_2$

（3）

（4）

2. 甲酰胺（$H—\overset{O}{\underset{|}{C}}—NH_2$）中除了有酰胺官能团之外，还有什么官能团？

3. 用什么化学方法可以检验酰胺？写出反应方程式。

4. 写出下列反应方程式。

（1）苯胺中滴入溴水产生白色沉淀

（2）乙酰胺（$H_3C—\overset{O}{\underset{|}{C}}—NH_2$）的水解

（3）苯甲酰胺（$\overset{O}{\underset{|}{C}}—NH_2$）的水解

（4）苯胺与稀盐酸的反应

第九节 杂环化合物

通过本节的学习，你将会

1. 知道杂环化合物的含义及特点；
2. 了解杂环化合物在医药中的应用；
3. 认识简单的杂环化合物。

一、杂环化合物的定义

在环状有机化合物中，组成环的原子除碳原子外，还有其他原子时，这类化合物称为**杂环化合物**。这些非碳原子叫做杂原子，常见的杂原子有氮、氧、硫。

杂环化合物分为单杂环和稠杂环两大类，单杂环中最常见的是五元杂环和六元杂环；稠杂环由苯环与单杂环或两个以上单杂环稠合而成。一些常见的杂环化合物如表 7-12 所示。

表 7-12 一些常见的杂环化合物

分 类	名称及结构简式		
五元环	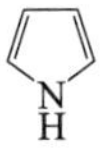 ![吡咯] 吡咯	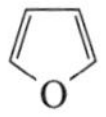 ![呋喃] 呋喃	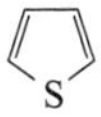 ![噻吩] 噻吩
六元环	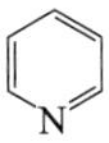 ![吡啶] 吡啶	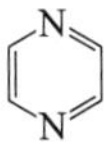 ![吡嗪] 吡嗪	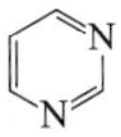 ![嘧啶] 嘧啶
稠杂环	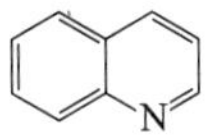 ![喹啉] 喹啉	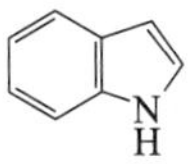 ![吲哚] 吲哚	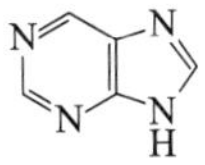 ![嘌呤] 嘌呤

二、常见的杂环化合物

1. 吡咯和吡啶

吡咯（C_4H_5N）是含有一个氮杂原子的五元杂环化合物。其结构式及分子立体模型如图 7-27 所示。

 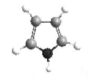

(a)结构式　　　　　　　　(b)立体模型

图 7-27 吡咯的结构式及立体模型

吡咯具有芳香性，无色液体，其醇溶液或蒸气能使浸过浓盐酸的松木变成红色，该反应可用来检验是否存在吡咯及其低级同系物。叶绿素和血红素都是吡咯的衍生物。

吡啶（C_5H_5N）是一种重要的六元杂环化合物，其结构式及分子立体模型如图 7-28 所示。

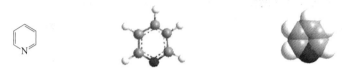

(a)结构式　　　　　　　　　　(b)立体模型

图 7-28　吡啶的结构式及立体模型

吡啶是无色并有特殊臭味的液体，其溶解性能好，是一种很好的溶剂；用于治疗癫皮病、口腔类及血管硬化等症的烟酸和抗结核病的异烟肼都是吡啶的派生物。

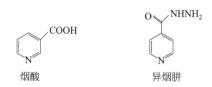

烟酸　　　　　　　　　　异烟肼

2. 噻吩

噻吩（C_4H_5N）是含一个硫原子的五元杂环化合物。其结构式及分子立体模型如图 7-29 所示。

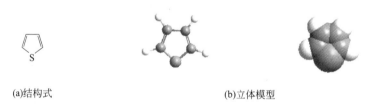

(a)结构式　　　　　　　　　　(b)立体模型

图 7-29　噻吩的结构式及立体模型

噻吩在有浓硫酸存在时，能与靛红一起加热显蓝色，该颜色反应可用来检验噻吩的存在。许多重要的药物都是噻吩的衍生物，如维生素 H 和先锋霉素。

维生素 H　　　　　　　　　　先锋霉素

3. 呋喃

呋喃（C_4H_5O）是含一个氧原子的五元杂环化合物。其结构式及分子立体模型如图 7-30 所示。

呋喃为无色液体，沸点 32℃。其蒸气遇有被盐酸浸过的松木片会呈绿色，叫做松木反应，用来鉴定呋喃的存在。抗菌药呋喃唑酮（痢特灵）和呋喃妥因（呋喃坦丁）就是呋喃的衍生物。

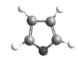　　　　　　

(a)结构式　　　　　　　　　　　(b)立体模型

图 7-30　呋喃的结构式及立体模型

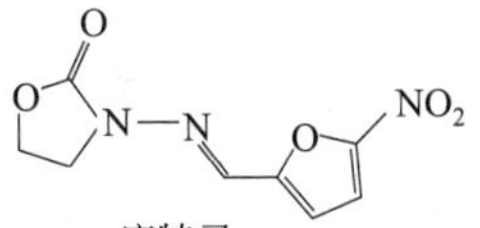

痢特灵 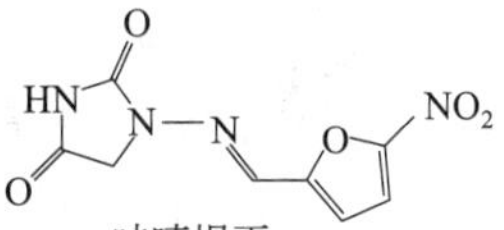　　　　　　　　　　　呋喃坦丁

● 思考与讨论 ●

看一看家里的药品说明书，哪些药物是杂环化合物？指出杂原子。

视野拓展　▶▶▶

魔鬼天使——吗啡

　　吗啡（Morphine）是鸦片中最主要的生物碱（含量 10％～15％），1806 年由法国化学家 F·泽尔蒂纳首次从鸦片中分离出来。他用分离得到的白色粉末在狗和自己身上进行实验，结果狗吃下去后很快昏昏睡去，用强刺激法也无法使其兴奋苏醒；他本人吞下这些粉末后也长眠不醒。据此他用希腊神话中的睡眠之神吗啡斯（Morpheus）的名字将这些物质命名为"吗啡"。

　　纯净吗啡为无色或白色结晶或粉末，难溶于水，易吸潮。随着杂质含量的增加颜色逐渐加深，粗制吗啡则为咖啡似的棕褐色粉末。在"金三角"地区，吗啡碱和粗制吗啡又称为"黄皮"、"黄砒"、"1 号海洛因"等，在非法买卖中，"黄皮"论"个"数进行交易，每个重 1kg。非法生产的吗啡一般被制成砖块状。东南亚的产品有"999"、"AAA"、"OK"等商标，呈白色、浅黄或棕色。鼻闻有酸味，但吸食时有浓烈香甜味。滥用吗啡者多数采用注射的方法。在同样质量下，注射吗啡的效果比吸食鸦片强烈 10～20 倍。

　　医用吗啡一般为吗啡的硫酸盐、盐酸盐或酒石酸盐，易溶于水，常制成白色小片状或溶于水后制成针剂。其药理作用如下。

　　（1）对中枢神经系统的作用　强烈的麻醉、镇痛作用。吗啡的麻醉、镇痛作用是自然存在的任何一种化合物都无法比拟的。它的镇痛范围广泛，几乎适用于各种严重疼痛，亦包括晚期癌变的剧痛，一次给药镇痛时间可达 4～5h，并且镇痛时能保持意识及其他感觉不受影响。此外还有明显的镇静作用，能消除疼痛所引起的焦虑、紧张、恐惧等情绪反应，显著提高患者对疼痛的耐受力。吗啡的镇痛作用部位是第三脑室周围、第三脑室尾端至第四脑室头端的神经结构及导水管周围灰质。

　　（2）对呼吸系统的作用　吗啡能抑制大脑呼吸中枢和咳嗽中枢的活动，使呼吸减慢并产生镇咳作用。急性中毒会导致呼吸中枢麻痹、呼吸停止甚至死亡。

　　（3）对心血管系统的作用　治疗量吗啡对血管和心率无明显作用，大剂量吗啡可引起体位性低血压及心动过缓。

　　（4）对消化系统的作用　对胃肠道平滑肌、括约肌有兴奋作用，使它的张力提高，蠕动减弱，因此有止泻和治便秘的效果。

吸食吗啡对神经中枢的副作用表现为嗜睡和性格的改变，引起某种程度的惬意和欣快感；在大脑皮层方面，可造成人注意力、思维和记忆性能的衰退，长期大剂量地使用吗啡，会引起精神失常的症状，出现谵妄和幻觉；在呼吸系统方面，大剂量的吗啡会导致呼吸停止而死亡。吗啡的极易成瘾性使得长期吸食者无论从身体上还是心理上都会对吗啡产生严重的依赖性，造成严重的毒物癖，从而使吗啡成瘾者不断增加剂量以收到相同效果。

吸食吗啡的戒断症状有：流汗、颤抖、发热、血压高、肌肉疼痛和痉挛等。

思考与复习

1. 什么是杂环化合物？杂环化合物是如何分类的，试举例说明。
2. 写出下列杂环化合物的结构。
   (1) 吡啶   (2) 噻唑
   (3) 喹啉   (4) 咪唑
   (5) 嘌呤

第十节　几种重要的生命物质

通过本节的学习，你将会

1. 知道人类有哪些重要的生命物质；
2. 理解重要生命物质的含义及分类情况；
3. 认识重要生命物质对人体的作用情况。

一、氨基酸、蛋白质

1. 氨基酸

羧酸分子中烃基上的一个或几个氢原子被氨基取代后的化合物，称为**氨基酸**。分子中通常含有氨基和羧基两种官能团。氨基酸是构成蛋白质的基本单元。

氨基酸分子中既有氨基又有羧基，因而既具备胺的性质，又有羧酸的典型性质，其分子内的氨基与羧基能形成内盐，所以，氨基酸的晶体实际上是以偶极离子的形式存在，其结构式及立体模型如图 7-31 所示。

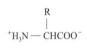
$$^+H_3N-\overset{\overset{\displaystyle R}{\textstyle |}}{C}HCOO^-$$

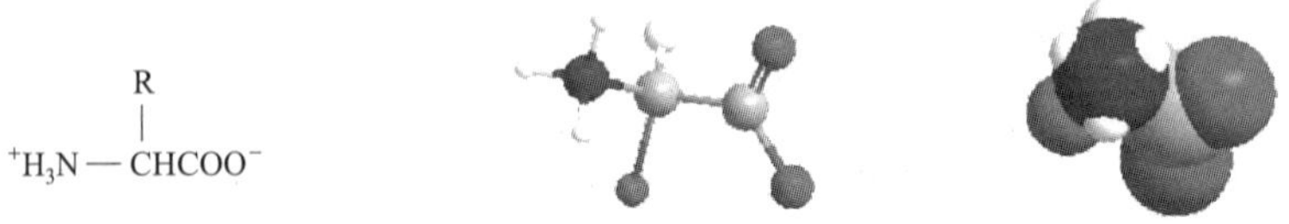

(a)结构式

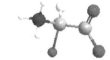

(b)立体模型

图 7-31　氨基酸的结构式及立体模型

2. 多肽

多肽是含有多个氨基酸单元的聚合物，是由多个氨基酸分子通过氨基和羧基之间脱水缩合而形成的肽键相连。

$$\text{H}_3\text{N}^+-\overset{\text{H}}{\underset{\text{R}^1}{\text{C}}}-\overset{\text{O}}{\text{C}}-\text{O}^- + \text{H}_3\text{N}^+-\overset{\text{H}}{\underset{\text{R}^1}{\text{C}}}-\overset{\text{O}}{\text{C}}-\text{O}^- \rightleftharpoons \text{H}_3\text{N}^+-\overset{\text{H}}{\underset{\text{R}^1}{\text{C}}}-\overset{\text{O}}{\text{C}}-\overset{\text{H}}{\underset{\text{H}}{\text{N}}}-\overset{\text{H}}{\underset{\text{R}^1}{\text{C}}}-\overset{\text{O}}{\text{C}}-\text{O}^- + \text{H}_2\text{O}$$

肽键

由两个氨基酸单元构成的为**二肽**，三个氨基酸单元的为**三肽**，依此类推，统称为多肽，或简称肽。通式为：

$$\text{H}_2\text{N}-\overset{\text{R}}{\underset{\text{O}}{\text{C}}}-\left[\overset{\text{H}\quad \text{O}}{\underset{\text{R}}{\text{N}-\text{C}}}\right]_n-\overset{\text{R}}{\underset{\text{NH}}{\text{C}}}-\text{COOH}$$

天然多肽都是由不同的氨基酸组成的，相对分子质量一般在 10000 以下，很多在生物体内起着很重要的作用。

3. 蛋白质

组成蛋白质的基本单位是氨基酸，氨基酸通过脱水缩合形成肽链。蛋白质是由一条或多条多肽链组成的生物大分子，每一条多肽链有二十至数百个氨基酸残基不等；各种氨基酸残基按一定的顺序排列。

蛋白质是一类很重要的天然有机物，在生命现象和生命过程中起着决定性的作用。人体内有许多蛋白质化合物，如血液中的血红蛋白（在血液中输送氧气）、胰岛素（调节葡萄糖的代谢）等。

二、糖

1. 定义

糖类化合物又称碳水化合物，是多羟基（2 个或以上）的醛类或酮类化合物，以及它们的衍生物或聚合物。据此可分为醛糖和酮糖。

糖类化合物一般分为三类。

(1) 单糖 单糖是最小的糖分子，不能被简单地水解。如葡萄糖和果糖。

(2) 寡糖 寡糖即低聚糖，一般是由 2～10 个单糖失水而形成的。如蔗糖是由一分子的葡萄糖和一分子的果糖失水形成的二聚糖，即是一个寡糖。

(3) 多糖 多糖是十个以上单糖失水而形成的糖类化合物。如淀粉。

2. 几种重要的单糖和蔗糖

(1) D-葡萄糖 D-葡萄糖是最常用的单糖，易溶于水，有甜味。

(2) D-甘露糖 D-甘露糖分布在象牙果、棕榈种子、木材半纤维素、酵母及哺乳动物的血浆中。

(3) D-半乳糖 D-半乳糖是琼脂、树胶、乳糖等的组分。

(4) D-果糖 D-果糖存在于果品中，是蔗糖的成分之一，D-果糖是一切糖类甜味剂中甜味最大的，蜂蜜中存在天然游离的 D-果糖。

(5) 蔗糖 蔗糖是白色晶体，容易被酸水解，水解后产生等量的 D-葡萄糖和 D-果糖。不具还原性。蔗糖是光合作用的主要产物，广泛分布于植物体内，特别是在甜菜、甘蔗和水果中的含量极高。

3. 糖对人体的功能

糖的主要功能是提供热能。每克葡萄糖在人体内氧化产生 4kcal（1cal＝4.1840J）能量，人体所需要的 70％左右的能量由糖提供。此外，糖还是构成组织和保护肝脏功能的重要物质。

● 思考与讨论 ●

糖一定是甜的吗？反过来说，有甜味的一定是糖吗？说出你的理由。

三、核酸

核酸是由许多核苷酸聚合而成的生物大分子化合物，为生命的最基本物质之一。核酸广泛存在于动物、植物、微生物中，生物体内核酸常与蛋白质结合形成核蛋白。

不同的核酸，其化学组成、核苷酸排列顺序等不同。

根据化学组成不同，核酸可分为核糖核酸（简称 RNA）和脱氧核糖核酸（简称 DNA）。DNA 是储存、复制和传递遗传信息的主要物质基础。RNA 在蛋白质的合成过程中起着重要作用，其中转移核糖核酸，简称 tRNA，起着携带和转移活化氨基酸的作用；信使核糖核酸，简称 mRNA，是合成蛋白质的模板；核糖体的核糖核酸，简称 rRNA，是细胞合成蛋白质的主要场所。核酸不仅是基本的遗传物质，而且在蛋白质的生物合成上也占重要位置，因而在生长、遗传、变异等一系列重大生命现象中起决定性的作用。

核酸在实践应用方面有极重要的作用，现已发现近 2000 种遗传性疾病都和 DNA 结构有关。如人类镰刀形红血细胞贫血症是由于患者的血红蛋白分子中一个氨基酸的遗传密码发生了改变。肿瘤的发生、病毒的感染、射线对机体的作用等都与核酸有关。20 世纪 70 年代以来兴起的遗传工程，使人们可用人工方法改组 DNA，从而有可能创造出新型的生物品种。如应用遗传工程方法已能使大肠杆菌产生胰岛素、干扰素等重要的生化药物。

四、脂肪

脂类是油、脂肪、类脂的总称。食物中的油脂主要是油和脂肪，一般把常温下是液体的称作油，而把常温下是固体的称作脂肪。脂肪是甘油和三分子脂肪酸组成的甘油三酯。

脂肪所含的化学元素主要是 C、H、O。

脂肪也是组成生物体的重要成分，如磷脂是构成生物膜的重要组分，油脂是机体代谢所需燃料的贮存和运输形式。脂类物质也可为动物机体提供溶解于其中的必需脂肪酸和脂溶性维生素。对于某些萜类及类固醇类物质如维生素 A、维生素 D、维生素 E、维生素 K，胆酸及固醇类激素具有营养、代谢及调节功能。有机体表面的脂类物质有防止机械损伤与防止热量散发等保护作用。脂类作为细胞的表面物质，与细胞识别、种特异性和组织免疫等有密切关系。

五、维生素

维生素又名维他命，是维持动物生命和健康必需的一类有机物质。

维生素在体内的含量很少，但在人体生长、代谢、发育过程中却发挥着重要的作用。一些重要维生素的来源见表 7-13。

表 7-13　一些维生素的主要来源

名　　称	来　　源
维生素 A	动物肝脏、蛋类、乳制品、胡萝卜、南瓜、香蕉、橘子、绿叶蔬菜
维生素 B_1	葵花籽、花生、大豆、猪肉、小米、玉米
维生素 B_6	肉类、谷类、蔬菜、坚果
维生素 B_{12}	猪牛羊肉、鱼、禽、贝壳类、蛋类
维生素 C	柠檬、橘子、苹果、酸枣、草莓、辣椒、土豆、菠菜
维生素 D	鱼肝油、鸡蛋、人造黄油、牛奶、金枪鱼
维生素 K	绿叶蔬菜

维生素与碳水化合物、脂肪和蛋白质三大物质不同，在天然食物中仅占极少比例，但又为人体所必需。维生素大多不能在体内合成，必须从食物中摄取。维生素本身不提供热能。有些维生素如维生素 B_6、维生素 K 等能由动物肠道内的细菌合成，合成量可满足动物的需要。动物细胞可将色氨酸转变成烟酸（一种 B 族维生素），但生成量常常少于需要量；维生素 C 除灵长类（包括人类）及豚鼠以外，其他动物都可以自身合成。植物和多数微生物都能自己合成维生素，不必由体外供给。许多维生素是辅基或辅酶的组成部分。

视野拓展　▶▶▶

不要把维生素当成"补药"

在城市，尤其是白领阶层中，特别流行"维生素女人"，她们在潜意识中认为，维生素既有维持生命和新陈代谢的功能，还可以延缓衰老，降低胆固醇，有助于减肥、排出体内毒素，预防慢性疾病，甚至还能预防癌症。于是，她们在中午吃饭时将胃口缩得如雀儿般小，下午吃一粒高级复合维生素，据说这样能保持身材。为了迎合大众的心理，很多宣传和广告片面地夸大了维生素的好处，却忽略了过量服用给人们带来的影响。

殊不知"是药三分毒"，盲目乱用维生素，必然会使维生素走向其反面——危害健康。一项发表于国际权威医学杂志的大型研究显示，服用维生素 E 导致死亡率增加 4%，服用 β-胡萝卜素死亡率增加 7%，服用维生素 A 死亡率增加 16%，没有证据表明维生素 C 能延年益寿……

美国癌症研究协会一贯的建议是，应该通过平衡的饮食摄取适量的维生素和矿物质，而不是依靠吃药。

对于那些比较缺乏维生素或者容易产生维生素缺乏的一些特定的人群，则可以按照医生医嘱服用相应种类和剂量的维生素，否则会产生不良后果。而对于绝大多数人来说，食用新鲜蔬菜和水果是最简单而安全的补充维生素的方法，千万不可长期大剂量服用维生素保健品！

本章归纳与整理

1. 有机化合物是指含碳元素的化合物，或碳氢化合物及其衍生物总称。有机化合物的主要性质特点是：大多数有机物在常温下为气体或液体，可燃（或易燃），易受热分解，水溶性差，反应复杂而缓慢。判断未知物是否为有机物的常用的最简便的方法是燃烧法。

2. 碳原子的结构特点：最外层电子数为 4 个，能以 4 个共价键与其他原子结合。

3. 具有同一分子式，而结构不同的化合物，互称为同分异构体，这种现象称为同分异构现象；结构相似，分子式相差 CH_2 或它的整数倍的化合物，彼此互称为同系物。同系物及同分异构是有机化学中非常普遍的现象。

4. 有机化合物的命名有俗名、系统命名法和普通（习惯）命名法。其中，系统命名法很重要，各类化合物的命名都以烷烃的命名为基础。烷烃命名的十六字口诀为：最长碳链，最小定位，同基合并，由简到繁。

5. 只含碳和氢两种元素的化合物称为烃。烃是有机化合物中的一大类物质，包括烷烃、烯烃、炔烃及芳香烃等。

6. 烷烃的分子通式为 C_nH_{2n+2}，化学性质稳定，甲烷易燃是瓦斯爆炸的主要成因。

7. 烯烃的分子通式为 C_nH_{2n}，因为有不饱和双键的存在，所以比烷烃活泼得多。可发生燃烧、加成（使溴水褪色）、氧化反应（酸性 $KMnO_4$ 溶液褪色）。

8. 炔烃的分子通式为 C_nH_{2n-2}，具有与烯烃类似的性质。

9. 芳香烃分子通式为 C_nH_{2n-6}（$n \geq 6$），苗（⬡）的分子结构决定其很难发生加成反应，而较易发生取代反应。取代反应包括卤代反应、硝化反应、磺化反应和酰化反应。烷基苯易被酸性高锰酸钾氧化，形成苯甲酸。

10. 醇（ROH）可与氧气及钠等活泼金属反应。在浓硫酸存在下，当加热温度不同时可发生分子内脱水形成烯或分子间脱水形成醚。醇还可与羧酸反应生成酯。甲醇、乙醇等在有机物中属于极性较强的物质，常常用作溶剂。

11. 苯酚（⬡OH）具有弱酸性（比碳酸还要弱），比苯更易发生取代反应，取代的位置在—OH基团的邻对位。它与溴水、氯化铁的反应是其特征反应。

12. 乙醚（$CH_3CH_2OCH_2CH_3$）沸点低，极易挥发和燃烧，使用时要远离明火，可用于外科手术的全身麻醉。醚与醇之间可以互为同分异构体。

13. 醛（H）$R-\overset{O}{\underset{}{C}}-H$ 和酮 $R-\overset{O}{\underset{}{C}}-R$ 都有羰基，所以有一些相似的性质，如加氢的反应。但醛也有一些有别于酮的性质，包括银镜反应、与费林试剂（Fehling）反应等。40%的甲醛溶液是用于浸泡生物标本的福尔马林，丙酮是一种常用的溶剂。醛与酮之间可以互为同分异构体。

14. 羧酸 $R-\overset{O}{\underset{}{C}}-OH$ 具有弱酸性，在浓硫酸催化下可与醇发生酯化反应。酯在无机酸或碱的作用下，可以水解成羧酸和醇。

15. 胺 RNH_2（或 R_2NH，R_3N）具有弱碱性，可与强酸（如盐酸）反应形成盐而增加其水溶性。苯胺（⬡NH_2）可与溴水反应形成白色沉淀。尿素可与氢氧化钠作用产生氨气。

16. 常见的简单杂环有五元杂环（如 ⬠N H，⬠S，⬠O，⬠N S）、六元杂环（如 ⬡N）及稠环（如 ⬡⬡N）等。杂环化合物在医药上有重要作用，很多重要的药物和生物体内发挥重要生理作用的物质都是杂环化合物。

17. 蛋白质、糖、脂肪、核酸、维生素和矿物质等是维持人体正常生理活动的重要物质。

实验部分

一、化学实验室规则

1. 实验前必须认真做好预习，明确实验目的，了解实验原理、方法、步骤及注意事项，简要写好预习报告。

2. 进入实验室必须穿实验服。禁止披发，穿拖鞋、高跟鞋、背心、短裤（裙）。实验室内严禁饮食和吸烟。

3. 进入实验室后，应先认真听取指导教师讲解实验内容、步骤及注意事项。然后再检查仪器和药品是否齐全，如有问题，应立即报告指导教师并及时登记、补齐或更换。不属本次实验所需的仪器、药品和其他材料不得擅自使用。

4. 在实验室内，应遵守秩序，保持安静。实验时要全神贯注，严格按操作规程和实验步骤规范操作，有条不紊，注意观察，及时记录现象、数据、结果等。

5. 药品要严格按照规定用量，不得任意增加、散失和丢弃。公用仪器、药品只能在原处使用，不得随意挪动。

6. 谨慎、妥善地处理腐蚀性药品和易燃、易爆、有毒物质，以免污染环境。若发生意外事故应立即报告实验指导教师处理。

7. 应保持实验室内桌面、地面、水槽等的整洁，所用的仪器应放置整齐，用后立即洗拭干净。废液应倒入废液缸或指定的回收处，不得倒入水槽中。

8. 爱护公物和仪器设备，节约水、电、煤气等，实验室的一切物品一律不得携出室外。

9. 实验过程中不得随意离开操作台，不得擅自离开实验室。实验完毕，师生进行实验小结后，整理好各自的实验台，仪器若有损坏必须按制度赔偿，及时登记补领，经指导教师检查认可后，方可离开实验室。

10. 值日生在实验课结束后，对实验室进行全面整理清扫，清倒废物，检查并关闭水、电、煤气和门窗。

11. 做完实验后，要根据实验原始记录，认真写出实验报告，并按时交给指导教师批改。

二、化学实验室安全知识

1. 熟悉实验室用水、电源总开关的位置，以及安全器具，如灭火器材、沙箱和急救箱的放置地点和使用方法，以便应急使用。

2. 不得乱开关电源开关，禁用湿手接触电源，以防触电。

3. 保持实验室空气流，称取和使用有毒、异臭、易挥发和强烈刺激性物质时，需在通风橱内操作。使用剧毒药品之后，务必立即洗手，以免中毒。

4. 实验开始前应检查仪器是否完整无损，装置是否稳妥，实验过程中应经常检查仪器是否漏气、破碎，观察反应是否正常。

5. 对一些比较危险的实验操作，应采用防护眼镜、面罩、手套等保护措施，并准备好应急处理的药品，如生理盐水、蒸馏水、硼酸溶液、碳酸氢钠溶液、石油醚或苯、甘油、烫伤油膏等。

6. 使用易燃、易爆药品，应远离火源，不能向燃着的酒精灯添加酒精，切勿将低沸点、易燃溶剂放在大口容器中加热，加热这类物质时，应用水浴，趁热过滤这一类物质时应远离火焰。

7. 常压回流或蒸馏时，其装置应与大气相通。无论常压或减压蒸馏，液体都不能蒸干，防止烧瓶过热而破裂或过氧化物分解发生爆炸。

8. 加热试管时，勿将试管口对着他人或自己。

9. 打开盐酸、硝酸、氨水及过氧化氢等试剂瓶盖时应小心气体骤然冲出。嗅闻药品气味时，不要将鼻直接靠近瓶口，而应用手扇闻。使用浓酸、浓碱时，应避免接触皮肤或溅在衣服上，更要注意保护眼睛。

10. 保持实验台清洁，及时擦除溅落的试剂。若化学药品溅到皮肤上，立即用大量水冲洗患处，然后抹上肥皂，并用水冲洗。

三、化学实验室的意外事故与处理

1. 被玻璃割伤时，伤口内若有玻璃碎片，需先挑出，并用3%的双氧水消毒，然后涂上红药水并包扎；若伤口过深、出血过多时，可用云南白药止血或扎止血带，并送往医院救治。

2. 遇有烫伤事故，可用高锰酸钾溶液或苦味酸溶液擦洗伤处，再涂上凡士林或烫伤油膏。

3. 若强酸溅到皮肤上，应先用干布蘸干，然后用大量水冲洗，再用5%的碳酸氢钠溶液冲洗，最后用水冲洗。若强碱溅到皮肤上，先用大量水冲洗，再用2%醋酸溶液冲洗，最后用水冲洗。

4. 如果酸液溅入眼睛内，立即用大量水长时间冲洗，再用3%的碳酸氢钠溶液洗眼，最后用蒸馏水冲洗。若碱液溅入眼睛内，立即用大量水长时间冲洗，再用2%的硼酸溶液洗眼，最后用蒸馏水冲洗。其他试剂溅入眼中，应立即用生理盐水冲洗。

5. 吸入硫化氢、一氧化碳气体，应立即到室外呼吸新鲜空气；吸入氯、氯化氢气体时，可吸入少量酒精和乙醚的混合蒸气使之解毒；吸入溴蒸气时，可吸入氨气和新鲜空气解毒。

6. 若溴灼伤时，立即用石油醚或苯洗溴液或先以水冲洗，再用碳酸氢钠溶液冲洗，然后用甘油涂抹。

7. 遇有触电事故，首先应切断电源，必要时进行人工呼吸。对受伤较重者，在进行必要处理后，应立即送医院。

四、实验室灭火常识

实验过程中万一不慎起火，切不可惊慌，应立即采取灭火措施：首先关闭燃气阀门，切断电源，迅速移走周围易着火的物品特别是有机溶剂和易燃、易爆物质，防止火势蔓延。由于物质燃烧要有空气并达到一定的温度，因此灭火采取的是将燃烧物质与空气隔绝和降温的措施。

1. 若遇有机溶剂和油类着火，一般的小火可用湿抹布或沙扑灭，或撒上干燥的碳酸氢钠粉末，切勿用水。如火势大，则用二氧化碳或酸碱式泡沫灭火器扑灭。

2. 若因电器着火，首先切断电源，再用二氧化碳或四氯化碳灭火器灭火（要注意空气流通，四氯化碳有毒）。

3. 实验人员衣服着火时，切勿带火乱跑，应赶快脱下衣服，用石棉布或湿毛巾覆盖着火处，或者就地卧倒打滚，也可起到灭火的作用。火势较大时，应立即报警。

几种常见灭火器的应用范围见实验表 1。

实验表 1　常见灭火器的种类及应用范围

灭火器名称	应用范围
泡沫灭火器	扑灭油类火灾,电器火灾不适用
酸碱灭火器	扑灭油类火灾,电器火灾不适用
二氧化碳灭火器	扑灭贵重仪器、电器设备失火和小范围油类及忌水的化学品着火
四氯化碳灭火器	扑灭电器失火,不能扑灭可燃性金属、乙炔、乙烯、二硫化碳等火灾
干粉灭火器	用于扑灭油类、可燃性气体、电器设备、精密仪器、图书文件等不能用水灭火的火灾

实验一　熔点的测定

通过本次实验,你将会

1. 正确地选用和组装仪器及选择传热液;
2. 掌握熔点测定的操作技术。

实验用品

仪器：熔点测定管（b 形管）、200℃温度计、铁架台、毛细管（内径 0.9～1mm，长 70～80mm）、酒精灯、烧瓶夹、牛角匙、玻璃管（内径 10mm 左右，长 20～30cm）、软木塞、表面皿。

试剂：尿素、肉桂酸、导热液（液体石蜡）。

实验原理

物质的熔点为物质在大气压力下固液两相平衡共存时的温度。当固态物质加热到一定温度时，将从固态转化为液态，此时的温度即为该物质的**熔点**。

每种晶体物质都有固定的熔点。纯晶体物质从始熔到全熔的温度差称为**熔距或熔程**，一般为 0.5～1℃（除液晶外）。若含有少量杂质则熔点下降，熔程增大。所以通过测定晶体物质的熔点即可鉴定其纯度。大多数有机物的熔点在 400℃以下，较容易测定。因此，在有机化学实验及研究工作中，常用操作简便的毛细管法测定熔点。

若样品是熔点相同或接近的两种晶体的混合物，可利用混合熔点测定法来检验它们是否为同一物质。若为同一物质，则熔点不变；若是两种不同化合物的混合物，通常熔点都会下降，熔距增大。

实验内容及步骤

1. 传热液的选择

热浴所用的传热液，通常有浓硫酸、甘油、液体石蜡等。如温度在 140℃以下，最好用液体石蜡或甘油。药用液体石蜡可加热到 220℃仍不变色。在需要加热到 140℃以上时，也可用浓硫酸。但热的浓硫酸具有极强的腐蚀性，如果加热不当，浓硫酸溅出时易伤人。温度超过 250℃时，浓硫酸发生白烟，妨碍温度读数。在这种情况下，可在浓硫酸中加入硫酸钾，加热使成饱和溶液，然后进行测定。

本实验选用液体石蜡为传热液。

2. 样品的填装

将毛细管一端在酒精灯火焰上加热封口。取绿豆大小的干燥样品，置于表面皿上研成粉末，并集中成堆。把毛细管开口一端插入其中，使少许样品进入毛细管管中。取一根玻管竖在表面皿上，把装有样品的毛细管（封闭端朝下），从玻管口自由落下，这样反复几次，使样品紧密填在毛细管底部，直至高度达 2～3mm。每个样品最好填装三根毛细管备用。

3. 测定熔点的装置

如实验图 1-1 所示装好仪器。温度计插在缺口的软木塞中，水银球位于测定管的两侧管之间，传热液液面略高于测定管的侧管口，附在温度计下端的毛细管中的样品，位于温度计水银球侧面中部（见实验图 1-2）。加热时酒精灯在熔点测定管的侧管末端缓缓加热，受热的液体因温度差而发生对流循环，使温度均匀。

4. 熔点的测定

每一个样品，至少要测定 2 次。第一次为粗测，加热可稍快，温度变化每分钟上升 5～6℃，测得大约熔点范围。待传热液温度降至熔点以下 30℃ 左右时，换另一根装有样品的毛细管进行第二次精测。第二次测定时，开始温度可稍快（5℃/min），当温度低于熔点 10～15℃时，调小火焰，使温度控制在每分钟升温 1～2℃。一般在加热过程中，试将热源移去，观察温度是否上升，如停止加热，温度立即停止上升，说明加热速度是比较合适的。当接近熔点时，加热速度要更慢（0.2～0.3℃/min），此时应仔细观察温度计所示的温度与样品的变化情况。样品将依次出现"发毛、收缩、塌落（液滴）、澄清"等现象。当毛细管中样品开始出现小液滴时为"始熔"，全部样品变为澄清透明液体时为"全熔"。"始熔"到"全熔"的温度即为熔点，熔程＝全熔温度－始熔温度。例如某样品 124.0℃开始收缩，124.6℃塌落，有液滴出现，125.4℃时全部成为透明液体，应记录为：熔点 124.6～125.4℃。一般纯净样品的熔程为 0.5～1℃，若有少量杂质，则熔程增大。

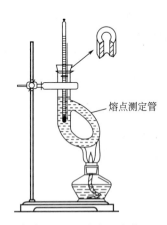

实验图 1-1　熔点测定装置

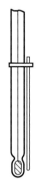

实验图 1-2　样品毛细管的固定位置

实验任务

用毛细管法分别测定尿素、肉桂酸及尿素和肉桂酸（1∶1）混合物的熔点（实验表 1-1），注意比较三者的熔点及熔距变化。

实验表 1-1　实验结果记录及处理

样　　品	尿　　素	肉 桂 酸	尿素＋肉桂酸
始熔温度/℃			
全熔温度/℃			
熔程/℃			

● 思考与讨论 ●

1. 样品为什么一定要研成粉末状？
2. 加热快慢为什么会影响熔点的测定值？
3. 纯物质的熔点和不纯物质的熔点有何区别？两种熔点相同的物质等量混合熔点有什么变化？

实验二　常压蒸馏

通过本次实验，你将会

1. 熟悉常压蒸馏的仪器装置及使用；
2. 掌握常压蒸馏和沸点测定的操作技术；
3. 了解常压蒸馏分离和提纯液体有机物的方法。

实验用品

仪器：50mL 蒸馏烧瓶 2 个、直形冷凝管、100℃温度计、接液管、恒温电热套（或酒精灯和水浴锅）、100mL 烧杯 2 个、50mL 锥形瓶、50mL 量筒、烧瓶夹、万能夹、直角夹、铁架台、漏斗、沸石、橡胶管。

试剂：无水乙醇、60％酒精。

实验原理

蒸馏是分离和提纯液体有机物最常用的方法之一。将液体物质加热，它的蒸气压就随着温度升高而增大，当液体的蒸气压增大到与外界的压力（通常为大气压）相等时，液体就会沸腾，这时的温度就是该液体物质的沸点。把液体加热到沸腾状态，使液体变成蒸气，然后再使蒸气冷凝成液体的操作过程称为**蒸馏**。

各种纯净的液态物质都有一定的沸点，在蒸馏过程中沸点变动很小（0.5～1℃），因此，可用蒸馏来测定沸点。当沸点差别较大（30℃以上）的液体混合物蒸馏时，沸点低的组分先蒸出，沸点高的组分后蒸出，不挥发的组分留在蒸馏瓶内，这样即可达到分离纯化的目的。

实验操作步骤

1. 蒸馏仪器的组装

安装蒸馏仪器（实验图 2-1）应遵循从热源（电热套或水浴等）处开始，"从下而上，自左至右"的顺序。先把热源放在合适的位置，然后在其上方合适的高度处用铁夹垂直夹好蒸馏烧瓶。如果热源用电热套，烧瓶与电热套应保持 1cm 左右的距离，以便使之处于空气浴的状态。温度计通过橡皮塞插在蒸馏瓶中，水银球的上限应和蒸馏瓶支管的下沿在同一水平线上。安装冷凝管时，要先调整好其位置使之与蒸馏烧瓶支管同轴，然后使冷凝管沿此轴移动和蒸馏烧瓶相连，用冷凝管夹夹在冷凝管中心处使之固定，再在其尾部连接接液管和接收瓶。所有铁夹和铁架台都应尽可能整齐地放在仪器的背部。整套装置要求做到"正看一个面，侧看一条线"。

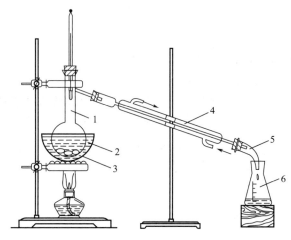

实验图 2-1　蒸馏装置

1—蒸馏烧瓶；2—水浴；3—沸石；4—直形冷凝管；5—接液管；6—接收器；

2. 蒸馏操作

通过长颈漏斗向蒸馏烧瓶加入要蒸馏的液体（液体量不超过蒸馏烧瓶体积的 2/3 也不少于 1/3），顺蒸馏烧瓶壁轻轻放入 3～4 粒沸石，将带温度计的塞子塞好。加热前，检查各接口是否密封，向冷凝管缓缓通入冷水，把上口流出的水引入水槽中，然后加热，用小火加热使之逐渐升温（注意观察蒸馏瓶中的现象和温度计读数的变化），当瓶内溶液沸腾时，蒸气使温度计读数急剧上升，这时调节温度，使蒸馏速度以 1～2 滴/秒为宜。一般达到沸点之前都会有沸点较低的液体先蒸出，称前馏分。前馏分蒸完，温度趋于稳定后，蒸出的就是较纯的物质，此时需更换接收器。此时温度计读数就是液体的沸点，收集所需温度范围的馏出液。记下开始馏出和最后一滴的温度，即为该馏出液的沸程。如果维持原来加热温度至不再有馏出液蒸出，而温度突然下降时，应停止加热，即使杂质含量很少，也不能蒸干。否则，可能发生意外事故。

蒸馏完毕，应先停火再停水后拆卸仪器，拆卸仪器顺序与安装时相反。

实验任务

① 本实验测定无水乙醇的沸点，测两次。第一次为粗测，加热可稍快，测知其大约沸点范围，再作第二次精测。

② 蒸馏分离提纯 60％ 的酒精。

实验结果记录及处理如实验表 2-1 所示。

实验表 2-1　实验结果记录及处理

实　验	馏出液稳定温度/℃	最后一滴馏出液温度/℃	沸程/℃
第一次			
第二次			
平均值			

注：沸程＝馏出液稳定温度平均值～最后一滴馏出液温度平均值。

1. 在蒸馏过程中，为什么应使温度计水银球常有被冷凝的液滴湿润？
2. 蒸馏时加热火力对所测沸点有什么影响？
3. 加热后有馏出液滴出时，才发现冷凝管未通水，请问能否马上通水？如果不能，应该如何处理？

实验三　粗食盐提纯

通过本次实验，你将会

1. 学习粗盐提纯的原理和方法；
2. 掌握称量、加热、溶解、沉淀、过滤（常压过滤和减压过滤）、蒸发、浓缩、结晶和干燥等操作技术。

实验用品

仪器： 托盘天平，烧杯（100mL、250mL 各 1 个），玻璃棒，酒精灯，火柴，石棉网，剪刀，三脚架，漏斗，布氏漏斗，抽滤瓶，铁架台，铁夹，铁圈，药匙，坩埚钳，研钵；真空泵。

试剂： 粗食盐，1mol/L BaCl$_2$ 溶液，2mol/L HCl 溶液，2mol/L NaOH 溶液，饱和碳酸钠溶液，95％乙醇等。

其他： 滤纸（直径 9cm、11cm），pH 试纸（pH＝1～14）等。

实验原理

化学试剂或医药用的氯化钠都是以粗食盐为原料提纯的。粗食盐中除含有少量不溶性杂质外，还含有 K^+、Ca^{2+}、Mg^{2+}、SO_4^{2-} 等离子。除去不溶性杂质，可用溶解和过滤方法；可溶性杂质 Ca^{2+}、Mg^{2+}、SO_4^{2-} 等离子，通常选用合适的试剂与其生成不溶性的化合物沉淀而除去，具体方法是首先在粗盐饱和溶液中加入 BaCl$_2$ 溶液，除去 SO_4^{2-}，然后再加入 NaOH 和 Na$_2$CO$_3$ 溶液，除去 Ca^{2+}、Mg^{2+} 和过量的 Ba^{2+}。有关的离子方程式如下：

$$Ba^{2+} + SO_4^{2-} = BaSO_4 \downarrow$$
$$Ca^{2+} + CO_3^{2-} = CaCO_3 \downarrow$$
$$Ba^{2+} + CO_3^{2-} = BaCO_3 \downarrow$$
$$Mg^{2+} + 2OH^- = Mg(OH)_2 \downarrow$$

过量的 NaOH 和 Na$_2$CO$_3$ 可用 HCl 中和后除去，粗盐中 K^+ 和上述沉淀剂不起作用，仍留在溶液中，由于 KCl 的溶解度比 NaCl 大，而且在粗食盐中含量极少，所以在浓缩 NaCl 溶液时，NaCl 结晶出来，KCl 仍留在溶液中，吸附在 NaCl 晶体上的 HCl 可用乙醇洗涤而除去，再进一步用水浴加热，除去少量水、酒精和 HCl，最后得到纯度很高的 NaCl。

实验操作步骤

1. 称量和溶解

在托盘天平上称取 6.0g 粗盐，置于小烧杯中，加 30mL 水，加热并搅拌使其溶解。用普通漏斗过滤，除去不溶性杂质，保留溶液。

2. 除去 SO_4^{2-}

将粗食盐溶液加热至近沸，边搅拌边逐滴加 1mol/L $BaCl_2$ 溶液 2～3mL，继续加热 5min，使沉淀颗粒长大而易于沉降。待沉淀下降后在上层清液中，加入 1～2 滴 1mol/L $BaCl_2$ 溶液，观察是否有浑浊现象，若发生浑浊，表明 SO_4^{2-} 未除尽，需继续加 1mol/L $BaCl_2$ 使 SO_4^{2-} 沉淀完全，若无浑浊，说明 SO_4^{2-} 已沉淀完全，将溶液进行常压法过滤（见实验图 3-1）。

3. 除去 Ca^{2+}、Mg^{2+} 和过量的 Ba^{2+} 等离子

将所得滤液加热至近沸，边搅拌边加入 1mL 2mol/L NaOH 溶液和 2mL 饱和 Na_2CO_3 溶液，加热至沸。待沉淀沉降后，在上层清液中加入 Na_2CO_3 溶液至不再浑浊为止，静置片刻，用普通漏斗过滤。

4. 调节溶液的 pH 值

在滤液中逐滴加 2mol/L HCl 溶液，充分搅拌，并用玻璃棒蘸取滤液在 pH 试纸上试验，直到溶液 pH 值为 3～4 为止。

5. 蒸发浓缩

将滤液转移到蒸发皿中，用小火加热，不断搅拌（见实验图 3-2），蒸发浓缩至溶液呈稀粥状为止，停止加热（切勿蒸干）。

6. 结晶、减压过滤、干燥

冷却析出结晶后，用布氏漏斗减压抽滤至干（见实验图 3-3），将 K^+ 等杂质离子除去，再用少量 95% 乙醇淋洗产品 2～3 次。将结晶转移至蒸发皿中，在石棉网上用小火加热干燥（不冒水汽，呈粉状，无噼啪响声）。冷却后，称重，计算产率。

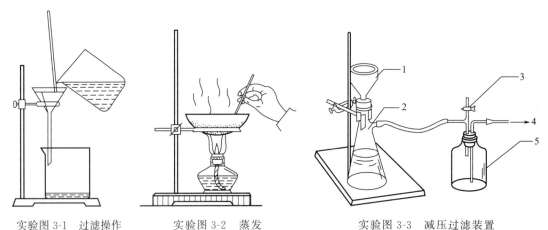

实验图 3-1　过滤操作　　　　实验图 3-2　蒸发　　　　实验图 3-3　减压过滤装置
　　　　　　　　　　　　　　　　　　　　　　　　　　　1—布氏漏斗；2—吸滤瓶；3—安全阀；
　　　　　　　　　　　　　　　　　　　　　　　　　　　4—接抽气装置；5—安全瓶

实验任务

称取 6.0g 粗食盐进行提纯。

数据记录与结果处理：

在托盘天平上称取粗食盐 $m=$ _____ g，提纯后食盐 $m=$ _____ g。

$$产率 = \frac{提纯后食盐称量}{粗食盐称量} \times 100\% = \underline{\qquad}$$

● 思考与讨论 ●

1. 过滤操作时如何做到："一贴"、"二低"、"三靠"？
2. 蒸发时为什么一定要搅拌？
3. 怎样组装和拆卸抽滤装置？

实验四 萃取

通过本次实验，你将会

1. 了解萃取的基本原理；
2. 熟悉萃取剂选择条件及其应用；
3. 掌握萃取的正确操作方法。

实验用品

仪器：125mL 分液漏斗，分液漏斗架（或铁架台、铁圈），20mL 量筒 1 个，100mL 烧杯 1 个，废物缸，回收瓶。

试剂：5％苯酚水溶液，乙酸乙酯。

分液漏斗及萃取操作

1. 检查是否漏水

将分液漏斗洗净后，用擦纸把活塞和活塞套擦干，在活塞套的粗端和活塞的细端各涂上薄薄一层凡士林（注意不要抹在活塞孔中），然后小心将活塞塞进活塞套中并把活塞按一个方向旋转几圈，使凡士林均匀分布。关好活塞，向分液漏斗装约 2/3 容积的水，用擦纸擦干活塞两端的水，将其放置在漏斗架上静置 2min，用滤纸片检查是否渗漏，若不漏，转动活塞 180°再检漏一次；然后盖上顶塞，倒置漏斗，右手食指顶住顶塞，用同样方法检查顶塞处有无漏水。

2. 萃取操作

将待萃取溶液和萃取剂依次从上口倒入漏斗中，塞紧顶塞。用右手握住漏斗颈并用手掌顶住顶塞，左手握住漏斗活塞处，用拇指和食指压紧并控制活塞，中指和无名指分叉在漏斗两侧，漏斗呈倾斜状态左手稍高，前后小心振荡，使两层液体充分接触［实验图 4-1(a)］，振摇几下后，注意及时打开活塞，排出因振荡而产生的气体［实验图 4-1(b)］。反复振荡及几次排气后，将分液漏斗放在漏斗架上静置分层。

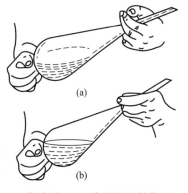

(a)

(b)

3. 分离两相操作

待两层液体界面完全清晰后，打开顶塞，把漏斗下端紧靠在接收器的内壁上，再将活塞缓缓旋开，放出下层液体。当液面间的界线移至活塞小孔的中心时，关闭活塞。

实验图 4-1 分液漏斗操作

最后把漏斗中的上层液体从上口倒入另一容器中，切勿从活塞放出。将水层倒回分液漏斗中，再加新的萃取剂萃取，萃取次数一般 3～5 次。将所有的萃取液合并，根据化合物的性质利用蒸馏等操作纯化。

实验任务

用乙酸乙酯萃取 5% 的苯酚水溶液。

● **思考与讨论** ●
1. 萃取的基本原理是什么？
2. 如何选择萃取剂？
3. 怎样正确使用分液漏斗？试总结成功进行萃取操作的要素。

实验五　电热恒温鼓风干燥箱基本操作

通过本次实验，你将会

1. 认识电热恒温鼓风干燥箱及其结构；
2. 学会使用电热恒温鼓风干燥箱和干燥器；
3. 能将变色硅胶再生。

实验用品

电热恒温鼓风干燥箱，瓷盘，需再生的变色硅胶。

实验任务

1. 熟悉电热恒温鼓风干燥箱的基本结构

电热恒温鼓风干燥箱（实验图 5-1）是实验室常用设备。适用于烘焙、干燥、热处理及其他加热用途。请根据说明书严格操作。

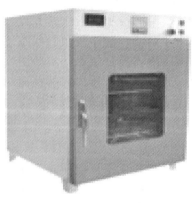

实验图 5-1　电热恒温鼓风干燥箱

2. 认识干燥器

干燥器（实验图 5-2）使用时应注意：开盖时平推盖子，不要向上提起；搬动时，用双手拇指压住盖子，以防盖子滑落；存放较热物体时，应不时打开盖子，排出热空气，迅速关闭盖子。

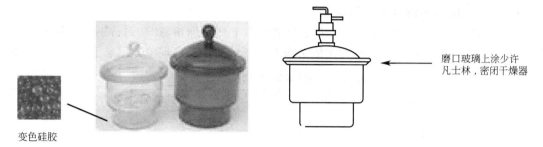

变色硅胶

磨口玻璃上涂少许凡士林，密闭干燥器

实验图 5-2　干燥器

3. 变色硅胶的再生

① 将粉红色变色硅胶（受潮）均匀倒在白瓷盘中，置于烘箱中。

② 105℃干燥 1～1.5h 至变色硅胶全部转变为蓝色。

③ 稍冷却后转入干燥器中冷却至室温备用。

操作小贴士 ■■■

① 从烘箱中取出物品时，要注意防止烫伤。

② 在通电使用时，切忌用手触及箱左侧空间的电器部分或用湿布擦抹及用水冲洗。检修时应切断电源。

● **思考与讨论** ●

1. 使用烘箱时应该注意些什么？

2. 如何正确使用干燥器？

实验六　溶液的 pH 值测定

通过本次实验，你将会

1. 知道常见酸碱指示剂在酸、碱性溶液中的颜色变化；

2. 掌握用酸碱指示剂测定溶液的酸碱性；

3. 掌握用 pH 试纸测定溶液的酸碱性和 pH 值。

实验用品

仪器： 试管，点滴板，镊子。

试剂：0.1mol/L HCl，0.1mol/L NaOH，0.1mol/L NH$_3$·H$_2$O，0.1mol/L CH$_3$COONa，0.1mol/L NaCl；甲基橙试液，酚酞试液，石蕊试液；pH试纸和果汁（苹果汁、番茄汁、汽水、葡萄酒、醋等生活常见溶液）。

实验内容

1. 用酸碱指示剂测定溶液酸碱性

观察紫色石蕊试液、酚酞试液、甲基橙试液在下列待测溶液（0.1mol/L）中的颜色变化。各取2mL试剂于试管中，再分别依次滴入2滴试液，观察现象并记录于实验表6-1中。

实验表6-1　用酸碱指示剂测定溶液酸碱性

溶　液	盐酸溶液	氢氧化钠溶液	氨水	氯化钠溶液	蒸馏水
石　蕊					
酚　酞					
甲基橙					
溶液的酸碱性					

2. 用pH试纸测定溶液的酸碱性

① 取pH试纸5小片，分别放入点滴板孔内，在试纸上分别滴加0.1mol/L的下列待测液1滴，观察颜色变化并与标准比色卡比较，判断溶液pH值并将结果填入实验表6-2。

实验表6-2　几种溶液的pH值

溶液(0.1mol/L)	HCl	NaOH	NH$_3$·H$_2$O	CH$_3$COONa	H$_2$O
pH					
溶液的酸碱性					

② 用同样方法，测定生活中常见溶液的pH，将测定结果填入实验表6-3。

实验表6-3　生活中常见溶液的pH值

溶　液					
pH					
溶液的酸碱性					

● 思考与讨论 ●

1. 往0.1mol/L NaOH溶液和0.1mol/L NH$_3$·H$_2$O溶液中滴加酚酞试液，分别呈现什么颜色？它们的pH值是否相等？

2. 以甲基橙、酚酞为例说明，酸碱指示剂在溶液中呈现酸（碱）色时，溶液是否一定是酸（碱）性？

实验七　天平的使用

通过本次实验，你将会

1. 知道常用的天平；
2. 能使用托盘天平、电子天平；
3. 掌握直接称量法和减重法。

天平是进行化学实验重要的称量仪器。在各种不同的化学实验中，由于对质量准确度的要求不同，需要使用不同类型的天平进行称量。常用的天平种类很多，如托盘天平、电子天平、工业天平、电光分析天平等。本实验重点学习托盘天平和电子天平的使用操作。

托盘天平的使用

托盘天平（又叫台秤）常用于一般称量。它的特点是操作简便迅速，但称量精确度不高。最大载荷为200g的托盘天平称准至0.2g。

托盘天平的构造如实验图7-1所示。

托盘天平的基本操作步骤介绍如下。

(1) 调零点　在称量物体之前，先调整托盘天平的零点。将游码拨到游码标尺的"0"位处，检查托盘天平的指针是否停在刻度盘的中间位置。如不在中间位置，通过调节托盘下侧的平衡调节螺丝，使指针在刻度盘左右摆动大致相等，最后停在刻度盘的中间位置（此中间位置称为零点）。

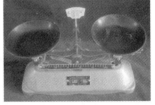

实验图 7-1　托盘天平

(2) 称量　左盘放称量物，右盘放砝码。砝码用镊子夹取，10g 或 5g 以下的质量，可移动游码标尺上的游码。当添加砝码到托盘天平的指针停在刻度盘中间位置时，托盘天平处于平衡状态。此时，砝码加游码的读数即为物体的质量。

(3) 记录。

操作小贴士 ▪▪▪

① 化学药品不能直接放在托盘上，应根据其是否有腐蚀或易于吸水等情况，决定称量物应放在称量纸上或已称量的、洁净的玻璃器皿上。

② 不能称量热的物品。

③ 称量时注意左托盘放物品，右托盘放砝码。

④ 称量完毕，应将砝码放回砝码盒中；游码拨回到"0"位。

⑤ 称量时如果试样取得过多，应弃去，不能放回原试样瓶中。

电子天平的使用

电子天平（实验图 7-2）一般有自动调零，自动校准，自动去皮和自动显示称量结果，打印结果等功能。与普通的分析天平相比，电子天平达到平衡时间短，称量快速。电子天平的称量度不完全相同，精度高的电子天平均有玻璃罩，使用时要开启玻璃罩门。

下面以 AUY120 型电子天平（实验图 7-3）为例，简要说明电子天平的使用步骤。

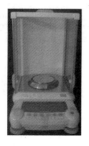
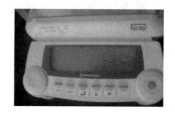

实验图 7-2　电子天平　　　　实验图 7-3　AUY120 型电子天平

（1） 检查并清洁天平，接通电源。

（2） 按"ON"键，显示屏显示"0.0000g"。预热 0.5h。

（3） 称重　称量前显示屏如果显示不是"0.0000g"，按"TAR"键清零。将被称物轻轻放在秤盘上，待显示屏上的数字稳定后，读数并记录称量结果。

如果被称物需放入一定的容器内（如烧杯）称，则应先将装被称物的容器放入电子天平内先称重，待天平平衡后按"TAR"键"去皮"，再将被称物放入容器内称量，平衡后显示屏显示的数值即为被称物的质量。

> **操作小贴士** ■■■
>
> ① 在称量时，除了"ON"、"OFF"和"TAR"键外，一般不应触动其他键。
> ② 称量时应关闭天平罩门。

称量方法介绍

根据不同的称量对象和不同的天平，在实验中可采用不同的称量方法和操作步骤，常用的称量方法有如下几种。

（1）直接称量法　天平调节零点后，将称量物置于天平盘中央，按从大到小的顺序加减砝码，天平达到平衡后所得读数即为称量物质量。

（2）固定质量称量法　先按直接称量法称取盛放试样的空容器质量，在已有砝码的质量上再加上欲称取试样质量的砝码，将试样慢慢加入容器直至天平达到平衡。

（3）递减称量法（减重法）　一般称取试样或基准试剂时采用减量法。称出试样质量没有固定要求，只要在规定的范围即可。操作方法如下：

将适量的试样装入干燥洁净的称量瓶中，用洁净的小纸条套在称量瓶上，将称量瓶放在天平盘上称其质量，取出称量瓶，在接收试样的容器上方取下瓶盖，慢慢将称量瓶向下倾斜，用瓶盖轻敲瓶口，使试样落入容器中，接近所需量时，用瓶盖轻敲瓶口，使粘在瓶口的试样落下，同时将称量瓶慢慢直立并回敲，然后盖好瓶盖，再称称量瓶质量。两次质量之差就是倒入容器中的第一份试样的质量，如果试样倒得过少，可以按上述操作补加后再准确称量。同法可连续多次称取。容量瓶操作如实验图 7-4 所示。

实验任务

托盘天平称重练习

① 称取 100mL 的烧杯质量。

② 称取 1.0g NaCl。

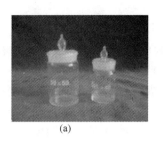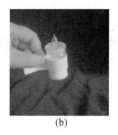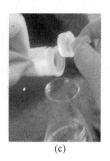

(a)　　　　　　　　　(b)　　　　　　　　　(c)

实验图 7-4　容量瓶操作

③ 采用减重法准确称取 0.15g 的无水碳酸钠三份，完成实验表 7-1。

实验表 7-1　无水碳酸钠称量数据记录

实验编号	Ⅰ	Ⅱ	Ⅲ
$m_前$			
$m_后$			
$m_前 - m_后$			

操作小贴士 ■■■

① 减重法每次称量结束后，检查天平零点，如显示屏未显示 "0.0000"，则表示零点发生漂移，应按 "TAR" 键进行清零。

② 使用结束后，应清洁并检查天平，并填写使用记录。

● **思考与讨论** ●

1. 根据本次实验，观察托盘天平和电子天平分别读到小数点后几位？

2. 在减重法称量中，如果有无水碳酸钠在敲击中洒落在接收容器外，会出现什么结果，为什么？

实验八　溶液的配制

通过本次实验，你将会

1. 能正确洗涤容量仪器；
2. 能正确使用容量仪器；
3. 能按要求配制溶液。

实验用品

仪器： 烧杯，容量瓶，移液管，量筒，试剂瓶，托盘天平。

试剂：氯化钠，95％乙醇，EDTA。

玻璃仪器的洗涤

在分析工作中，玻璃仪器的洗涤是一项必须做的实验前的准备工作，带有很强的技术性。仪器洗涤是否符合要求，对检验结果的准确度和精密度均有影响。

玻璃仪器洗涤中常用的洗涤剂有肥皂，洗衣粉，去污粉，洗液，有机溶剂等。

洗刷仪器时，应先用肥皂将手洗净，再按要求选用适宜的洗涤剂洗刷或洗涤。一般先用自来水洗 3～6 次，再用纯化水洗涤 3 次以上，用纯化水冲洗时，应顺壁冲洗并充分振荡。洗净的玻璃仪器，以不挂水珠为度。如仍能挂住水珠，则需要重新洗涤。洗净的仪器用指示剂检查应为中性。

玻璃仪器在每次实验完毕后应洗净干燥备用。可采用晾干、烘干、热（冷）风吹干等方法进行干燥，容量仪器不能烘干。对急于干燥的仪器或不宜烘干的仪器可用吹干的办法，即用少量乙醇、丙酮（或最后再用乙醚）倒入已控去水分的仪器中摇洗，然后用电吹风机吹，先用冷风吹至大部分溶剂挥发后吹入热风至完全干燥，再用冷风吹去残余蒸气，不使其冷凝在容器内。

容量瓶的使用

(1) 容量瓶检漏 将容量瓶装满水，盖紧瓶塞，右手食指抵住瓶塞，大拇指和中指捏住瓶颈，左手食指、大拇指和中指指尖握住瓶底，将容量瓶倒置片刻（实验图 8-1），观察瓶塞周围有无漏水现象。如不漏水，就可以使用了。

(2) 洗涤 按玻璃仪器的常规洗涤方法操作。

(3) 溶液配制 先将称好的固体物质放入干净的烧杯中用少量蒸馏水溶解；将杯中的溶液沿玻璃棒小心地转移到容量瓶中（实验图 8-1），再从洗瓶中挤出少量水淋洗烧杯和玻璃棒 2～3 次，并将每次的淋洗液注入容量瓶中。然后加蒸馏水至标线处（加水操作要小心，切勿超过标线）。塞好瓶塞，倒转容量瓶多次，并在倒转时加以摇动（待气泡上升至底部，再倒转过来，使气泡上升到顶部，如此反复），使溶液充分混合均匀。如用浓溶液配制稀溶液，一般先用少量蒸馏水在烧杯中稀释，再转移至容量瓶中，最后配成一定体积的稀溶液。

吸管（移液管）的使用

吸管又称为移液管，是准确量取一定体积液体的仪器。管上刻有容积和测定体积的温度。使用前，依次用洗涤剂、自来水和纯化水洗至不挂水珠，最后用少量待吸液润洗 2～3 次（深入待吸液时应先用吸水纸将移液管外壁拭干）。

吸取溶液时，右手拿移液管，使吸管下端深入溶液液面下约 1cm 处，切不可太深或太浅（为什么？）。左手拿洗耳球并将球内空气压出，将球的尖端深入移液管顶口，慢慢松开洗耳球，使溶液吸入管内，当液面在吸管标线以上时，迅速用右手食指紧按管口，将吸管尖嘴离开液面，靠在容器壁上，稍微放松食指，液体慢慢流出，待其液面下降至与标线相切时，立即按紧食指，液体停止流出。将移液管移入准备承接溶液的容器中（容器应略倾斜，移液管保持垂直），使管尖与容器内壁接触，松开食指使溶液自然下流，全部流完静待 15s 左右，取出移液管（尖端残留液体不能吹出，如果移液管上有"吹"字，则必须用洗耳球将尖端残留液体吹入容器内）。移液管的操作见实验图 8-2。

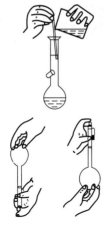

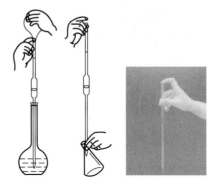

实验图 8-1　容量瓶操作　　　　　　实验图 8-2　移液管操作

实验任务

① 用自来水反复练习吸管的操作。

② 配制 100mL 75％消毒酒精。

③ 配制 100mL 9％的氯化钠溶液。

④ 配制 100.00mL 0.0500mol/L 草酸标准溶液（留作酸碱滴定实验用）。

操作小贴士 ■■■

容量瓶的操作

① 溶液不能在容量瓶中长期存放，配好的溶液应倒入试剂瓶中存放。

② 容量瓶不能直火加热。

③ 容量瓶的瓶塞与瓶盖应配套使用，不能互混。

移液管操作中常见的错误

① 未用待吸液润洗移液管。

② 吸液时，移液管下端深入液面下太深或太浅。

③ 大拇指堵移液管管口。

④ 不能一次吸过吸管标线（反复吸液）。

⑤ 不能准确定容（溶液总是掉到刻度线以下）。

⑥ 移液管未洗干净，致使移液时其下端外壁挂有液滴。

⑦ 盲目吹出下端尖嘴残液，或者未完全放出该流出的液体。

⑧ 转移溶液量小于移液管刻度时，用下端刻度定容。

● 思考与讨论 ●

1. 常用容量仪器有哪些？分别有什么特点？如何使用？

2. 固体试剂配溶液的一般步骤是什么？液体试剂配溶液的一般步骤又是什么？

实验九　滴定操作

通过本次实验，你将会

1. 掌握滴定管的使用方法；
2. 知道酸碱滴定原理及操作。

● 复习与讨论 ●
盐酸的基本性质

● 结论 ●
　　由于盐酸容易挥发，不能用直接法配制，因此，配制 HCl 标准溶液时，只能先配制成近似浓度的溶液。用什么方法可以确定所配制的盐酸溶液的准确浓度（标定）呢？

● 标定方法 ●
　　1. 基准物质标定溶液的准确浓度。
　　2. 用另一已知准确浓度的标准溶液滴定该溶液。

滴定管的使用

滴定管主要用于定量分析作滴定用，有时也能用于精确取液。滴定管分酸式和碱式两种。

1. 用前检查

滴定管在使用前要检查是否漏水，旋塞转动是否灵活。碱式滴定管漏水，需更换玻璃球或橡皮管；酸式滴定管漏水或旋塞转动不灵活，需涂凡士林。具体方法如下：

取出旋塞，洗净，擦干，在塞子大小两端各涂少许凡士林（实验图 9-1），然后，将旋塞对准旋塞槽中央一直插入槽内，插时旋塞应与旋塞槽平行，以免涂在旋塞上的凡士林扎堆粘在旋塞槽某处。接着，向同一方向旋转旋塞，直至旋塞转动部分看起来透明即可。最后用橡皮圈套住活塞末端，以防活塞脱落。

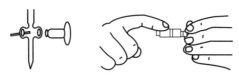

实验图 9-1　酸式滴定管涂凡士林

操作小贴士 ■■■

　　酸式滴定管旋塞凡士林涂得不当，尤其是涂得太多时，会引起旋塞孔或出口管孔被堵塞。清除堵塞的方法是：①旋塞孔堵塞，可用细铜丝捅出堵塞物；②出口管孔堵塞，首先在滴定管中注满水，然后把出口管浸在热水中，温热片刻后将旋塞完全打开，让管中的水突然冲下，把熔化的凡士林带出，清除堵塞物。也可把出口管浸在氯仿或四氯化碳等溶剂中，清除堵塞物。

2. 洗涤

洗涤时可先用自来水冲洗，再用纯化水洗涤 2～3 次，最后用待装溶液润洗 2～3 次。洗净的滴定管，管壁应不挂水珠。滴定管的洗涤方法如下：

用洗洁精（或洗液）洗碱式滴定管时，先取一定量的稀释的洗洁精（或洗液）倒入烧杯中，碱式滴定管中的玻璃珠取出后，倒置在烧杯中，将洗洁精（或洗液）吸入滴定管中（如何操作？洗液能否浸泡橡皮管？）后，用弹簧夹夹住橡皮管，静置几分钟。最后，松开弹簧夹，使洗洁精（或洗液）流回烧杯中，回收。对于酸式滴定管，直接装入洗洁精（或洗液）浸润滴定管，静置几分钟后，分别从上下口放出洗洁精（或洗液）。然后，用自来水冲洗干净，此时滴定管内壁应不挂水珠。再用蒸馏水洗 2～3 次，最后，用待装液润洗 2～3 次。

3. 装液

装溶液时，应关闭旋塞。直接从试剂瓶倒入滴定管中（不能转经其他容器，以免带来污染），到"0"刻度线以上。开启旋塞（滴定管稍微倾斜）或挤压玻璃球（橡皮管稍向上弯曲），驱逐出滴定管下端的气泡（实验图 9-2）。

4. 滴定

将滴定管夹在滴定管夹子上，必须保持垂直，否则读数不准。用右手持锥形瓶颈部。使用酸式滴定管时，左手的大拇指、食指和中指转动旋塞，使酸液逐滴滴入锥形瓶内，同时右手不断摇动锥形瓶，以使溶液混合均匀（实验图 9-3）。使用碱式滴定管时，用左手挤压橡皮管内玻璃球使碱液逐滴滴入瓶中。

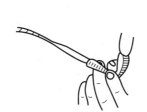 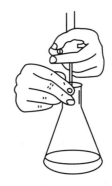

实验图 9-2　碱式滴定管排气　　　　实验图 9-3　酸式滴定管滴定操作

5. 读数

读数不准确是酸碱滴定误差的主要来源之一。对于无色或浅色溶液，读数时视线应与凹液面最低处保持水平；对于深色溶液，读数时视线应与液面最高处保持水平。在对浅色或无色溶液读数时，可在管的背后衬一张白色硬卡纸以帮助读数。读取数字应估计到小数点后第二位。每次滴定有"始读数"（即滴定开始时的溶液体积）和"终读数"（即滴定结束时的溶液体积）。

实验原理

酸碱中和滴定反应的实质是：

$$H^+ + OH^- = H_2O$$

当反应到达终点时，根据酸给出 H^+ 的物质的量与碱接受 H^+ 的物质的量相等的原则，可求出酸或碱的物质的量浓度。

即：

$$\frac{c_{酸}V_{酸}}{a} = \frac{c_{碱}V_{碱}}{b}$$

式中，$c_{酸}$、$c_{碱}$分别代表酸和碱的物质的量浓度；$V_{酸}$、$V_{碱}$分别代表酸和碱的体积；a、b分别为反应式中有关物质（酸，碱）的化学计量系数，它们可由具体反应式来决定。

根据上述公式，如果取一定量已知浓度的酸（或碱），可以确定另一碱（或酸）溶液的浓度。

中和反应的滴定终点借助指示剂的颜色变化来确定。一般强碱滴定强酸，或强碱滴定弱酸时，常以酚酞为指示剂；而强酸滴定弱碱时，常以甲基橙为指示剂。

● 思考与练习 ●
1. 盐酸和氢氧化钠反应的a，b分别是多少？
2. 草酸（$H_2C_2O_4$）和氢氧化钠生成草酸钠（$Na_2C_2O_4$）反应的a，b值分别是多少？

实验任务

1. 氢氧化钠溶液浓度的标定

用草酸标准溶液标定氢氧化钠溶液的浓度。

① 在用 NaOH 溶液润洗过的碱式滴定管中，注入 NaOH 溶液到"0"刻度以上，排出橡皮管和尖嘴内的气泡，并将液面调至"0.00"刻度（或稍低）处。记录其始读数。

② 用已用标准草酸溶液润洗过的吸管，吸取 25.00mL 标准草酸溶液加到洁净的锥形瓶中，再加 2～3 滴酚酞指示剂，摇匀。

③ 把滴定管中的 NaOH 溶液逐滴滴入瓶内。滴定刚开始时，液体滴出的速度可稍快一些。但只能一滴一滴地加，不可形成一股水流。碱液滴入酸中时，局部会出现粉红色，随后摇动，粉红色很快消失。如不慎将滴定液滴到锥形瓶内壁上，及时用蒸馏水冲洗瓶壁，确保其全部落入混合液中。当滴定接近终点时，粉红色消失较慢。此时每加一滴碱液都要将溶液摇动均匀，观察粉红色是否消失。最后应控制液滴悬而不落，用锥形瓶内壁把液滴沾下来（这时加入的是半滴碱液），用洗瓶冲洗锥形瓶内壁，摇匀，放置半分钟后，粉红色不消失，则认为已达终点，记下滴定管液面的位置。

④ 重复滴定两次。三次所用 NaOH 溶液的体积相差不超过 0.05～0.10mL 时，即可取平均值计算 NaOH 溶液的浓度。

2. 盐酸溶液浓度的测定

用已测知浓度的碱液测定盐酸溶液的浓度。

① 在用该盐酸润洗过的酸式滴定管中注入盐酸溶液，排出尖嘴内的气泡，调节液面至"0.00"刻度（或稍低）位置。记录盐酸的初始体积。

② 用经已标定的 NaOH 溶液润洗过的移液管，吸取 25.00mL 已标定的 NaOH 溶液，放入洁净的锥形瓶中，加 2 滴甲基橙指示剂。

③ 酸液逐滴加入瓶内，不断摇动锥形瓶。当瓶内溶液颜色恰好由黄色变成橙色时，即达滴定的终点，记录终读数。

④ 再重复滴定两次。三次所用酸液体积相差不超过 0.05～0.10mL 时，即可取平均值计算盐酸溶液的浓度。

3. 数据记录和处理

① 标准草酸溶液（实验八中配的）浓度_____ mol/L。

② NaOH 溶液浓度的标定（实验表 9-1）。

③ 盐酸溶液浓度的测定（实验表 9-2）。

实验表 9-1　氢氧化钠溶液浓度的标定

实验序号	第一次滴定			第二次滴定			第三次滴定		
	$V_终$	$V_始$	V	$V_终$	$V_始$	V	$V_终$	$V_始$	V
标准草酸溶液用量/mL									
NaOH 溶液用量/mL									
测得 NaOH 溶液浓度/(mol/L)									
NaOH 溶液平均浓度/(mol/L)									

实验表 9-2　盐酸溶液浓度的测定

实验序号	第一次滴定			第二次滴定			第三次滴定		
	$V_终$	$V_始$	V	$V_终$	$V_始$	V	$V_终$	$V_始$	V
NaOH 溶液用量/mL									
盐酸溶液用量/mL									
测得盐酸溶液浓度/(mol/L)									
盐酸溶液平均浓度/(mol/L)									

● 思考与讨论 ●

1. 用于标定的基准物质应具备什么条件？用已失去部分结晶水的草酸配制溶液时，对溶液浓度的精确度有无影响？

2. 本实验中所使用的玻璃仪器要烘干吗？为什么？锥形瓶是否也应该用所盛溶液润洗？为什么？

3. 滴定过程中，锥形瓶内壁的上部溅有滴定液，对滴定结果有何影响？

4. 滴定完后，滴定管尖嘴内有气泡，对滴定结果有何影响？

5. 如何进行半滴操作？滴定完后，滴定管尖嘴外留有液滴，对滴定结果有何影响？

6. 读数时视线仰视，会导致测定结果偏大还是偏小？为什么？

7. 滴定管体积的初、终读数可以分别由两人来读吗？为什么？

8. 滴定管水洗后如果不用待装液洗涤，会出现什么问题？为什么？

实验十　分馏

通过本次实验，你将会

1. 了解分馏法分离提纯物质的原理；
2. 知道简单分馏装置的组装和拆卸；
3. 学会使用分馏装置分离物质。

实验用品

仪器： 圆底烧瓶、茄形瓶、刺形分馏柱、冷凝管、温度计、接尾管、恒温电热套（或酒精灯和水浴锅）、铁架台、十字夹、铁夹、升降台、橡皮塞、橡胶管。

试剂： 60%酒精溶液。

其他：沸石、火柴。

实验原理

蒸馏和分馏是分离、提纯有机化合物最重要最常用的方法之一。应用分馏柱将几种沸点相近（沸点差值小于30℃）的混合物进行分离的方法称为分馏，它在化学工业和实验室中被广泛应用。

分馏法分离混合物的原理与蒸馏相同，实际上分馏就是在分馏柱内对混合物进行多次蒸馏。沸腾的混合物蒸气通过分馏柱，在柱内蒸气中高沸点组分被柱外冷空气冷凝变成液体，回流烧瓶中，使继续上升的蒸气中低沸点组分含量相对增加，冷凝液在回流途中与上升的蒸气进行热量与质量的交换，上升的蒸气中，高沸点组分又被冷凝下来，低沸点组分继续上升，在柱中如此反复地汽化、冷凝。当分馏柱效率足够高时，首先从柱上面出来的是纯度较高的低沸点组分，随着温度的升高，后蒸出来的是高沸点组分，留在蒸馏烧瓶的是一些不易挥发的物质。

在本次实验中，要分离的是约60%的乙醇水溶液。我们要收集的馏分是蒸气温度78℃，此馏分中乙醇的质量分数将达到90%左右。残留物主要是水，可弃去。

实验装置

实验装置如实验图10-1所示。

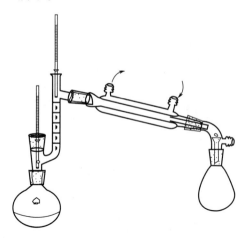

实验图10-1　分馏装置

实验任务及操作步骤

① 将100mL浓度约为60%的乙醇水溶液倒入250mL的圆底烧瓶中，加入两粒沸石（Zeolite），安装好分馏装置，分馏柱应缠紧石棉绳（为什么?）。注意：装置应该稳定、不倾斜、气密性好。

② 打开冷凝水，用加热套加热圆底烧瓶（也可以用水浴加热），至瓶内溶液沸腾，蒸气慢慢升入分馏柱。此时要严格控制加热温度，使蒸气慢慢上升至柱顶。

③ 当蒸气温度为78℃时，收集馏分。若之前已有馏分，此时应该换用接收器。保持馏出液的滴下速度为每秒1～2滴。

④ 外界条件不变的情况下，当温度持续下降时，停止加热所得馏出液应该为50～60mL。

⑤ 用酒精比重计测定馏出液的质量分数。

① 温度计的水银球上缘应与分馏柱支管接口的下缘相平，过高或过低都会影响馏分的纯度。

② 在液体加热前加入沸石以防止暴沸。切不可在加热后补加沸石，因为这会引起剧烈沸腾。

③ 分馏装置操作顺序：检查装置 → 开启冷凝水 → 开始加热 → 分馏 → 停止加热 → 关闭冷凝水。

● 思考与讨论 ●

1. 什么叫沸点？液体的沸点和大气压有什么关系？

2. 分馏和蒸馏在原理及装置上有哪些异同？如果是两种沸点很接近的液体组成的混合物能否用分馏来提纯呢？

3. 若加热太快，馏出液＞1～2 滴/s（每秒钟的滴数超过要求量），用分馏分离两种液体的能力会显著下降，为什么？

4. 用分馏柱提纯液体时，为了取得较好的分离效果，为什么分馏柱必须保持回流液？

5. 在分离两种沸点相近的液体时，为什么装有填料的分馏柱比不装填料的效率高？

6. 什么叫共沸物？为什么不能用分馏法分离共沸混合物？

附 录

（按照原子序数排列，以 $^{12}C=12$ 为基准）

元　素			原子序数	相对原子质 量	元　素			原子序数	相对原子质 量
符号	名称	英文名			符号	名称	英文名		
H	氢	Hydrogen	1	1.00794±7	Zr	锆	Zirconium	40	91.22
He	氦	Helium	2	4.00260	Nb	铌	Niobium	41	92.9064
Li	锂	Lithium	3	6.9411±3	Mo	钼	Molybdenium	42	95.94
Be	铍	Beryllium	4	9.01218	Tc	锝	Technetium	43	97.907
B	硼	Boron	5	10.81	Ru	钌	Ruthenium	44	101.07±3
C	碳	Carbon	6	12.011	Rh	铑	Rhodium	45	102.9055
N	氮	Nitrogen	7	14.0067	Pd	钯	Palladium	46	106.42
O	氧	Oxygen	8	15.9994±3	Ag	银	Silver	47	107.8682±3
F	氟	Fluorine	9	18.998403	Cd	镉	Cadmium	48	112.41
Ne	氖	Neon	10	20.179	In	铟	Indium	49	114.82
Na	钠	Sodium	11	22.98977	Sn	锡	Tin	50	118.6913
Mg	镁	Magnesium	12	24.305	Sb	锑	Antimony	51	121.75±3
Al	铝	Aluminum	13	26.98154	Te	碲	Tellurium	52	127.6013
Si	硅	Silicon	14	28.0855±3	I	碘	Iodine	53	126.9045
P	磷	Phosphorus	15	30.97376	Xe	氙	Xenon	54	131.29±3
S	硫	Sulphur	16	32.06	Cs	铯	Caesium	55	132.9054
Cl	氯	Chlorine	17	35.453	Ba	钡	Barium	56	137.33
Ar	氩	Argon	18	39.948	La	镧	Lanthanum	57	138.9055±3
K	钾	Potassium	19	39.0983	Ce	铈	Cerium	58	140.12
Ca	钙	Calcium	20	40.08	Pr	镨	Praseodymium	59	140.9077
Sc	钪	Scandium	21	44.9559	Nd	钕	Neodymium	60	144.24±3
Ti	钛	Titanium	22	47.88±3	Pm	钷	Promethium	61	(145)
V	钒	Vanadium	23	50.9415	Sm	钐	Samarium	62	150.36±3
Cr	铬	Chromium	24	51.996	Eu	铕	Europium	63	151.96
Mn	锰	Manganese	25	54.9380	Gd	钆	Gadolinium	64	157.25±3
Fe	铁	Iron	26	55.847±3	Tb	铽	Terbium	65	158.9254
Co	钴	Cobalt	27	58.9332	Dy	镝	Dysprosium	66	162.50±3
Ni	镍	Nickel	28	58.69	Ho	钬	Holmium	67	164.9304
Cu	铜	Copper	29	63.546±3	Er	铒	Erbium	68	167.26±3
Zn	锌	Zinc	30	65.38	Tm	铥	Thulium	69	168.9342
Ga	镓	Gallium	31	69.72	Yb	镱	Ytterbium	70	173.0413
Ge	锗	Germanium	32	72.59±3	Lu	镥	Lutetium	71	174.967
As	砷	Arsenic	33	74.9216	Hf	铪	Hafnium	72	178.49±3
Se	硒	Selenium	34	78.96±3	Ta	钽	Tantalum	73	180.9479
Br	溴	Bromine	35	79.904	W	钨	Tungsten	74	183.85±3
Kr	氪	Krypton	36	83.80	Re	铼	Rhenium	75	186.207
Rb	铷	Rubidium	37	85.4678±3	Os	锇	Osmium	76	190.2
Sr	锶	Strontium	38	87.62	Ir	铱	Iridium	77	192.22±3
Y	钇	Yttium	39	88.9059	Pt	铂	Platinum	78	195.08±3

元素			原子序数	相对原子质量	元素			原子序数	相对原子质量
符号	名称	英文名			符号	名称	英文名		
Au	金	Gold	79	196.9665	Cm	锔	Curium	96	247.07
Hg	汞	Mercury	80	200.59±3	Bk	锫	Berkelium	97	247.07
Tl	铊	Thallium	81	204.383	Cf	锎	Californium	98	251.08
Pb	铅	Lead	82	207.2	Es	锿	Einsteinium	99	252.08
Bi	铋	Bismuth	83	208.9804	Fm	镄	Fermium	100	257.10
Po	钋	Polonium	84	208.98	Md	钔	Mendelvium	101	258.10
At	砹	Astatine	85	209.99	No	锘	Nobelium	102	259.10
Rn	氡	Radon	86	222.02	Lr	铹	Lawrencium	103	260.11
Fr	钫	Francium	87	223.02	Rf	𬬻	Rutherfordium	104	261.11
Ra	镭	Radium	88	226.0254	Db	𬭊	Dubnium	105	262.11
Ac	锕	Actinium	89	227.078	Sg	𬭳	Seaborgium	106	263.12
Th	钍	Thorium	90	232.0381	Bh	𬭛	Bohrium	107	264.12
Pa	镤	Protactinium	91	231.0359	Hs	𬭶	Hassium	108	265.13
U	铀	Uranium	92	238.029	Mt	䥑		109	266.13
Np	镎	Neptunium	93	237.0482	Ds	𫟼		110	(269)
Pu	钚	Plutonium	94	244.06	Rg	𬬭		111	(272)
Am	镅	Americium	95	243.06					

分子式	相对分子质量	分子式	相对分子质量
AgBr	187.77	$KAl(SO_4)_2 \cdot 12H_2O$	474.38
AgCl	143.22	$C_4H_6O_3$（醋酐）	102.09
AgI	234.77	$C_7H_6O_2$（苯甲酸）	122.12
AgCN	133.89	FeO	71.85
Ag_2CrO_4	331.73	Fe_2O_3	159.69
$AgNO_3$	169.87	Fe_3O_4	231.54
AgSCN	165.95	$Fe(OH)_3$	106.87
Al_2O_3	101.96	$FeSO_4$	151.90
$Al(OH)_3$	78.00	$FeSO_4 \cdot H_2O$	169.92
$Al_2(SO_4)_3$	342.14	$FeSO_4 \cdot 7H_2O$	278.01
As_2O_3	197.84	$Fe_2(SO_4)_3$	299.87
As_2O_5	229.84	$FeSO_4 \cdot (NH_4)_2SO_4 \cdot 6H_2O$	392.13
As_2S_3	246.02	H_3BO_3	61.83
As_2S_5	310.14	HCOOH	46.03
$BaCl_2$	208.24	$H_2C_2O_4$	90.04
$BaCl_2 \cdot 2H_2O$	244.27	$H_2C_2O_4 \cdot 2H_2O$	126.07
$BaCO_3$	197.34	$HC_2H_3O_2$（HAc）	60.05
BaO	155.33	HCl	36.46
$Ba(OH)_2$	171.34	H_2CO_3	62.03
$BaSO_4$	233.39	$HClO_4$	100.46
$BaCrO_4$	253.32	HNO	47.01
CaO	56.08	HNO_3	63.01
$CaCO_3$	100.09	H_2O	18.02
CaC_2O_4	128.10	H_2O_2	34.02
$CaCl_2$	110.99	H_3PO_4	98.00
$CaCl_2 \cdot H_2O$	129.00	H_2S	34.08
$CaCl_2 \cdot 6H_2O$	219.08	HF	20.01
$Ca(NO_3)_2$	164.09	MnO_2	86.94
CaF_2	78.08	$Na_2B_4O_7 \cdot 10H_2O$	381.37
$Ca(OH)_2$	74.09	NaBr	102.89
$CaSO_4$	136.14	$NaBiO_3$	279.97
$Ca_3(PO_4)_2$	310.18	Na_2CO_3	105.99
CO	44.01	$Na_2C_2O_3$	117.99
CCl_4	153.82	$NaC_2H_3O_2$（NaAc）	82.03
Cr_2O_3	151.99	$NaC_7H_5O_2$（苯甲酸钠）	144.13
CuO	79.55	KBr	119.00
CuS	95.67	$KBrO_3$	167.09
$CuSO_4$	159.60	KCl	74.55
$CuSO_4 \cdot 5H_2O$	249.68	$KClO_3$	122.55
CuSCN	121.62	$KClO_4$	138.55
HI	127.91	K_2CO_3	138.21
HBr	80.91	KCN	65.12
HCN	27.03	K_2CrO_4	194.19
H_2SO_3	82.07	$K_2Cr_2O_7$	294.18
H_2SO_4	98.07	$KHC_2O_4 \cdot H_2O$	146.14
Hg_2Cl_2	472.09	$KHC_2O_4 \cdot H_2C_2O_4 \cdot 2H_2O$	254.19
$HgCl_2$	271.50	$KHC_8H_4O_4$（邻苯二甲酸氢钾）	204.22

分子式	相对分子质量	分子式	相对分子质量
$KHCO_3$	100.12	$Na_2S_2O_3$	158.10
KH_2PO_4	136.09	$Na_2S_2O_3 \cdot 5H_2O$	248.17
$KHSO_4$	136.16	$Na_2HPO_4 \cdot 12H_2O$	358.14
KI	166.00	$NaNO_2$	69.00
KIO_3	214.00	$NaNO_3$	85.00
$KIO_3 \cdot HIO_3$	389.91	NH_3	17.03
$KMnO_4$	158.03	NH_4Cl	53.49
K_2O	92.20	$NH_4Fe(SO_4)_2 \cdot 12H_2O$	482.18
KOH	56.11	$NH_3 \cdot H_2O$	35.05
$KSCN$	97.18	NH_4SCN	76.12
K_2SO_4	174.26	$(NH_4)_2SO_4$	132.14
KNO_2	85.10	$(NH_4)_2C_2O_4 \cdot H_2O$	142.11
KNO_3	101.10	$(NH_4)_2HPO_4$	132.06
$MgCl_2$	95.21	$(NH_4)_3PO_4 \cdot 12MoO_3$	1876.35
$MgCO_3$	84.31	P_2O_5	141.95
MgO	40.30	PbO	223.20
$Mg(OH)_2$	58.32	PbO_2	239.20
$MgNH_4PO_4$	137.32	$PbCl_2$	278.11
$Mg_2P_2O_4$	222.55	$PbSO_4$	303.26
$MgSO_4 \cdot 7H_2O$	246.47	$PbCrO_4$	323.19
MnO	70.94	$Pb(CH_3COO)_2 \cdot 3H_2O$	379.34
$NaCl$	58.44	SiO_2	60.08
$NaCN$	49.01	SO_2	64.06
$Na_2H_2Y \cdot 2H_2O(EDTA 钠盐)$	372.24	SO_3	80.06
$NaHCO_3$	84.01	SnO_2	150.69
NaI	149.89	$SnCl_2$	189.60
Na_2O	61.98	$SnCO_3$	178.71
$NaOH$	40.00	WO_3	231.85
Na_2S	78.04	ZnO	81.38
Na_2SO_3	126.04	$ZnSO_4$	161.44
Na_2SO_4	142.04	$ZnSO_4 \cdot 7H_2O$	187.55

参考文献

［1］ 黄南珍. 无机化学. 北京：人民卫生出版社，2003.

［2］ 陆永诚. 无机化学. 北京：中国医药科技出版社，2002.

［3］ 刑其毅主编. 基础有机化学. 第3版. 北京：高等教育出版社，2005.

［4］ 尤启冬. 药物化学. 北京：化学工业出版社，2004.

［5］ 谢庆娟. 分析化学. 北京：人民卫生出版社，2003.

［6］ 慕慧. 基础化学. 北京：科学出版社，2001.

［7］ 王主浩. 普通高中课程标准实验教科书：化学1. 南京：江苏教育出版社，2004.

［8］ 宋心琦. 普通高中课程标准实验教科书. 北京：人民教育出版社，2004.

［9］ 刘珍. 化验员读本：上册. 第4版. 北京：化学工业出版社，2004.

［10］ 大连理工大学无机化学教研室. 无机化学. 第4版. 西安：西北工业大学出版社，2007.

［11］ 北京师范大学无机化学教研室等. 无机化学实验. 第2版. 北京：高等教育出版社，1989.

［12］ 皮洪琼，陶春香. 初中化学教材知识资料包. 北京：北京教育出版社，2006.

全国医药中等职业技术学校教材可供书目

书　名	书　号	主编	主审	定价
1 中医学基础	7876	石　磊	刘笑非	16.00
2 中药与方剂	7893	张晓瑞	范　颖	23.00
3 药用植物基础	7910	秦泽平	初　敏	25.00
4 中药化学基础	7997	张　梅	杜芳麓	18.00
5 中药炮制技术	7861	李松涛	孙秀梅	26.00
6 中药鉴定技术	7986	吕　薇	潘力佳	28.00
7 中药调剂技术	7894	阎　萍	李广庆	16.00
8 中药制剂技术	8001	张　杰	陈　祥	21.00
9 中药制剂分析技术	8040	陶定阑	朱品业	23.00
10 无机化学基础	7332	陈　艳	黄　如	22.00
11 有机化学基础	7999	梁绮思	党丽娟	24.00
12 药物化学基础	8043	叶云华	张春桃	23.00
13 生物化学	7333	王建新	苏怀德	20.00
14 仪器分析	7334	齐宗韶	胡家炽	26.00
15 药用化学基础(一)(第二版)	04538	常光萍	侯秀峰	22.00
16 药用化学基础(二)	7993	陈　蓉	宋丹青	24.00
17 药物分析技术	7336	霍燕兰	何铭新	30.00
18 药品生物测定技术	7338	汪穗福	张新妹	29.00
19 化学制药工艺	7978	金学平	张　珩	18.00
20 现代生物制药技术	7337	劳文艳	李　津	28.00
21 药品储存与养护技术	7860	夏鸿林	徐荣周	22.00
22 职业生涯规划(第二版)	04539	陆祖庆	陆国民	20.00
23 药事法规与管理(第二版)	04879	左淑芬	苏怀德	28.00
24 医药会计实务(第二版)	06017	董桂真	胡仁昱	15.00
25 药学信息检索技术	8066	周淑琴	苏怀德	20.00
26 药学基础	8865	潘　雪	苏怀德	21.00
27 药用医学基础(第二版)	05530	赵统臣	苏怀德	39.00
28 公关礼仪	9019	陈世伟	李松涛	23.00
29 药用微生物基础	8917	林　勇	黄武军	22.00
30 医药市场营销	9134	杨文章	杨　悦	20.00
31 生物学基础	9016	赵　军	苏怀德	25.00
32 药物制剂技术	8908	刘娇娥	罗杰英	36.00
33 药品购销实务	8387	张　蕾	吴阎云	23.00
34 医药职业道德	00054	谢淑俊	苏怀德	15.00
35 药品 GMP 实务	03810	范松华	文　彬	24.00
36 固体制剂技术	03760	熊野娟	孙忠达	27.00
37 液体制剂技术	03746	孙彤伟	张玉莲	25.00
38 半固体及其他制剂技术	03781	温博栋	王建平	20.00
39 医药商品采购	05231	陆国民	徐　东	25.00
40 药店零售技术	05161	苏兰宜	陈云鹏	26.00
41 医药商品销售	05602	王冬丽	陈军力	29.00
42 药品检验技术	05879	顾　平	董　政	29.00
43 药品服务英语	06297	侯居左	苏怀德	20.00
44 全国医药中等职业技术教育专业技能标准	6282	全国医药职业技术教育研究会		8.00

欲订购上述教材，请联系我社发行部：010-64519684，010-64518888
如果您需要了解详细的信息，欢迎登录我社网站：www.cip.com.cn

元素周期表

IUPAC 2013

氧化态为单质的氧化态为0，
未列入；常见的为红色
以 $^{12}C=12$ 为基准的原子量
（注 ◆ 的是半衰期最长同位
素的原子质量）

| 95 — 原子序数 |
| Am — 元素符号 红色的为放射性元素 |
| 镅 — 元素名称 注 ▲ 的为人造元素 |
| $5f^77s^2$ — 价层电子构型 |
| 243.0638(2)◆ — 相对原子质量 |

图例：s区元素　p区元素　ds区元素　d区元素　f区元素　稀有气体

电子层：K L M N O P Q

周期表主表

周期	IA	IIA	IIIB	IVB	VB	VIB	VIIB	VIIIB(VIII)			IB	IIB	IIIA	IVA	VA	VIA	VIIA	VIIIA(0)
1	**1 H** 氢 $1s^1$ 1.008																	**2 He** 氦 $1s^2$ 4.002602(2)
2	**3 Li** 锂 $2s^1$ 6.94	**4 Be** 铍 $2s^2$ 9.0121831(5)											**5 B** 硼 $2s^22p^1$ 10.81	**6 C** 碳 $2s^22p^2$ 12.011	**7 N** 氮 $2s^22p^3$ 14.007	**8 O** 氧 $2s^22p^4$ 15.999	**9 F** 氟 $2s^22p^5$ 18.998403163(6)	**10 Ne** 氖 $2s^22p^6$ 20.1797(6)
3	**11 Na** 钠 $3s^1$ 22.98976928(2)	**12 Mg** 镁 $3s^2$ 24.305											**13 Al** 铝 $3s^23p^1$ 26.9815385(7)	**14 Si** 硅 $3s^23p^2$ 28.085	**15 P** 磷 $3s^23p^3$ 30.973761998(5)	**16 S** 硫 $3s^23p^4$ 32.06	**17 Cl** 氯 $3s^23p^5$ 35.45	**18 Ar** 氩 $3s^23p^6$ 39.948(1)
4	**19 K** 钾 $4s^1$ 39.0983(1)	**20 Ca** 钙 $4s^2$ 40.078(4)	**21 Sc** 钪 $3d^14s^2$ 44.955908(5)	**22 Ti** 钛 $3d^24s^2$ 47.867(1)	**23 V** 钒 $3d^34s^2$ 50.9415(1)	**24 Cr** 铬 $3d^54s^1$ 51.9961(6)	**25 Mn** 锰 $3d^54s^2$ 54.938044(3)	**26 Fe** 铁 $3d^64s^2$ 55.845(2)	**27 Co** 钴 $3d^74s^2$ 58.933194(4)	**28 Ni** 镍 $3d^84s^2$ 58.6934(4)	**29 Cu** 铜 $3d^{10}4s^1$ 63.546(3)	**30 Zn** 锌 $3d^{10}4s^2$ 65.38(2)	**31 Ga** 镓 $4s^24p^1$ 69.723(1)	**32 Ge** 锗 $4s^24p^2$ 72.630(8)	**33 As** 砷 $4s^24p^3$ 74.921595(6)	**34 Se** 硒 $4s^24p^4$ 78.971(8)	**35 Br** 溴 $4s^24p^5$ 79.904	**36 Kr** 氪 $4s^24p^6$ 83.798(2)
5	**37 Rb** 铷 $5s^1$ 85.4678(3)	**38 Sr** 锶 $5s^2$ 87.62(1)	**39 Y** 钇 $4d^15s^2$ 88.90584(2)	**40 Zr** 锆 $4d^25s^2$ 91.224(2)	**41 Nb** 铌 $4d^45s^1$ 92.90637(2)	**42 Mo** 钼 $4d^55s^1$ 95.95(1)	**43 Tc** 锝 $4d^55s^2$ 97.90721(3)◆	**44 Ru** 钌 $4d^75s^1$ 101.07(2)	**45 Rh** 铑 $4d^85s^1$ 102.90550(2)	**46 Pd** 钯 $4d^{10}$ 106.42(1)	**47 Ag** 银 $4d^{10}5s^1$ 107.8682(2)	**48 Cd** 镉 $4d^{10}5s^2$ 112.414(4)	**49 In** 铟 $5s^25p^1$ 114.818(1)	**50 Sn** 锡 $5s^25p^2$ 118.710(7)	**51 Sb** 锑 $5s^25p^3$ 121.760(1)	**52 Te** 碲 $5s^25p^4$ 127.60(3)	**53 I** 碘 $5s^25p^5$ 126.90447(3)	**54 Xe** 氙 $5s^25p^6$ 131.293(6)
6	**55 Cs** 铯 $6s^1$ 132.90545196(6)	**56 Ba** 钡 $6s^2$ 137.327(7)	**57~71 La~Lu** 镧系	**72 Hf** 铪 $5d^26s^2$ 178.49(2)	**73 Ta** 钽 $5d^36s^2$ 180.94788(2)	**74 W** 钨 $5d^46s^2$ 183.84(1)	**75 Re** 铼 $5d^56s^2$ 186.207(1)	**76 Os** 锇 $5d^66s^2$ 190.23(3)	**77 Ir** 铱 $5d^76s^2$ 192.217(3)	**78 Pt** 铂 $5d^96s^1$ 195.084(9)	**79 Au** 金 $5d^{10}6s^1$ 196.966569(5)	**80 Hg** 汞 $5d^{10}6s^2$ 200.592(3)	**81 Tl** 铊 $6s^26p^1$ 204.38	**82 Pb** 铅 $6s^26p^2$ 207.2(1)	**83 Bi** 铋 $6s^26p^3$ 208.98040(1)	**84 Po** 钋 $6s^26p^4$ 208.98243(2)◆	**85 At** 砹 $6s^26p^5$ 209.98715(5)◆	**86 Rn** 氡 $6s^26p^6$ 222.01758(2)◆
7	**87 Fr** 钫 $7s^1$ 223.01974(2)◆	**88 Ra** 镭 $7s^2$ 226.02541(2)◆	**89~103 Ac~Lr** 锕系	**104 Rf** 𬬻▲ $6d^27s^2$ 267.122(4)◆	**105 Db** 𬭊▲ $6d^37s^2$ 270.131(4)◆	**106 Sg** 𬭳▲ $6d^47s^2$ 269.129(3)◆	**107 Bh** 𬭛▲ $6d^57s^2$ 270.133(2)◆	**108 Hs** 𬭶▲ $6d^67s^2$ 270.134(2)◆	**109 Mt** 鿏▲ $6d^77s^2$ 278.156(5)◆	**110 Ds** 𫟼▲ 281.165(4)◆	**111 Rg** 𬬭▲ 281.166(6)◆	**112 Cn** 鿔▲ 285.177(4)◆	**113 Nh** 鿭▲ 286.182(5)◆	**114 Fl** 𫓧▲ 289.190(4)◆	**115 Mc** 镆▲ 289.194(6)◆	**116 Lv** 𫟷▲ 293.204(4)◆	**117 Ts** 鿬▲ 293.208(6)◆	**118 Og** 鿫▲ 294.214(5)◆

镧系 ★

| **57 La** 镧 $5d^16s^2$ 138.90547(7) | **58 Ce** 铈 $4f^15d^16s^2$ 140.116(1) | **59 Pr** 镨 $4f^36s^2$ 140.90766(2) | **60 Nd** 钕 $4f^46s^2$ 144.242(3) | **61 Pm** 钷 $4f^56s^2$ 144.91276(2)◆ | **62 Sm** 钐 $4f^66s^2$ 150.36(2) | **63 Eu** 铕 $4f^76s^2$ 151.964(1) | **64 Gd** 钆 $4f^75d^16s^2$ 157.25(3) | **65 Tb** 铽 $4f^96s^2$ 158.92535(2) | **66 Dy** 镝 $4f^{10}6s^2$ 162.500(1) | **67 Ho** 钬 $4f^{11}6s^2$ 164.93033(2) | **68 Er** 铒 $4f^{12}6s^2$ 167.259(3) | **69 Tm** 铥 $4f^{13}6s^2$ 168.93422(2) | **70 Yb** 镱 $4f^{14}6s^2$ 173.045(10) | **71 Lu** 镥 $4f^{14}5d^16s^2$ 174.9668(1) |

锕系 ★

| **89 Ac** 锕 $6d^17s^2$ 227.02775(2)◆ | **90 Th** 钍 $6d^27s^2$ 232.0377(4) | **91 Pa** 镤 $5f^26d^17s^2$ 231.03588(2) | **92 U** 铀 $5f^36d^17s^2$ 238.02891(3) | **93 Np** 镎 $5f^46d^17s^2$ 237.04817(2)◆ | **94 Pu** 钚 $5f^67s^2$ 244.06421(4)◆ | **95 Am** 镅 $5f^77s^2$ 243.06138(2)◆ | **96 Cm** 锔 $5f^76d^17s^2$ 247.07035(3)◆ | **97 Bk** 锫 $5f^97s^2$ 247.07031(4)◆ | **98 Cf** 锎 $5f^{10}7s^2$ 251.07959(3)◆ | **99 Es** 锿 $5f^{11}7s^2$ 252.0830(3)◆ | **100 Fm** 镄 $5f^{12}7s^2$ 257.09511(5)◆ | **101 Md** 钔 $5f^{13}7s^2$ 258.09843(3)◆ | **102 No** 锘 $5f^{14}7s^2$ 259.1010(7)◆ | **103 Lr** 铹 $5f^{14}6d^17s^2$ 262.110(2)◆ |